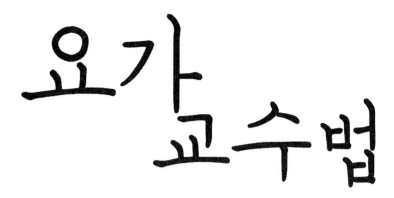

요가 교수법

"요가전문가가 되기 위한 지침서"

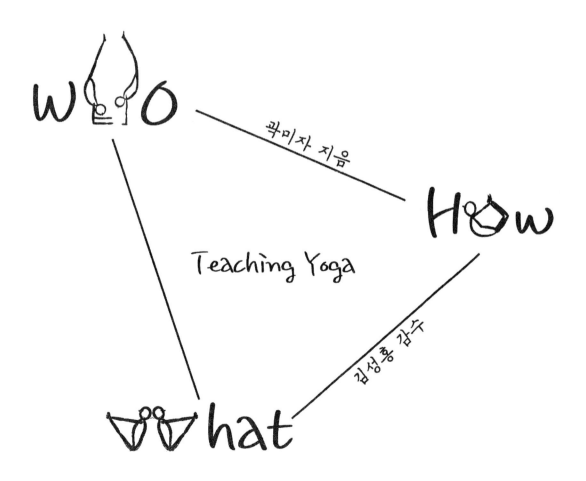

곽미자 지음

Teaching Yoga

김상홍 감수

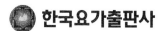
한국요가출판사

누가 무엇을 어떻게 가르칠것인가 Who What How 누가 무엇을 어떻게 가르칠것인가 Who What How 누가 무엇을 어떻게 가르칠것인가

요가는 교육이다

누군가가 내 안의 잠재된 행복을 끌어내고, 어둠속에 묻혀있던 참 본성을 사랑하게 하고, 어제보다 조금 더 성숙해질 수 있도록 한다면 그 누군가는 우리의 선생이며, 그의 행위는 교육적일 것이다. 요가를 접하고 난 뒤부터, 요가는 어느 가르침에서도 주지 못했던 참 본성을 보게 하였으며, 우리 존재 자체가 행복이고 사랑임을 알게 하였다. 이런 맥락에서 요가는 진리를 가르치게 하는 참 교육이다.

내 안의 잠재된 가치를 실현하도록 도와주는 역할은 교사와 요가지도사가 다를 바 없으며, 교사가 학생에게 배울 내용을 가르치듯이, 요가지도사는 요가의 지식을 회원에게 가르친다. 따라서 요가교수법은 '누가, 무엇을, 누구에게'라는 기본적인 교육의 3가지 요소를 품고 있다. 본 저서에는 회원 혹은 학습자에게 '누가(who)' '무엇을(what)' '어떻게(how)' 가르칠 것인가에 초점을 두고 있다.

'누가'에서는 가르치는 자, 즉 요가지도사의 마음자세에 대해 다루고 있다. 요가지도사로서 갖추어야 할 열정과 자질을 다루고 있으며, 나아가 전문가가 되기 위한 태도를 들여다보도록 고무하고 있다. '무엇을'에서는 요가의 전문지식을 다룬다. 가르칠 내용, 즉 프로그램의 전문성에 관하여 다루며, 요가교수법의 원리를 다루고 있다. 여기서 개인적으로 아쉬운 점은 아사나에 초점을 둔 부분이어서 이 책의 한계를 드러내고 있다. 아무리 좋은 자질을 가졌고, 요가 전문지식을 가졌다할지라도 이를 효율적으로 전달하는 방법을 모른다면 만족스러운 수업이 이루어질 수 없을 것이다. 따라서 '어떻게'에서는 의사소통하는 방법, 교감을 이루는 수업의 방법을 다루고 있다.

아직 요가교수법에 대한 저서가 거의 없던 관계로 어디서부터 시작해야 할지 막막하였다. 이 책은 2009년부터 학생들에게 요가교수법을 가르치면서 겪었던 내용들을 다루고 있다. 같은 학우들 앞에서 처음으로 요가를 지도하는 학생들의 떨림과 두려움의 흔적이 고스란히 담겨져 있다. 처음 지도하면서 겪게 되는 실수를 통하여 무엇이 필요한지를 알게 되었고 그 내용을 여러 요가선생들이 쓴 책이나, 또는 현장에서 직접 지도하고 있는 여러 선생들의 피드백을 참고로 하여 내용을 다듬게 되었다.

요가교수법에 대한 교재가 있으면 좋겠다는 마음을 가지게 된 것도 처음으로 요가를 지도하는 학생들의 두려움을 조금이라도 이완시켜주고, 교재가 없어 배움이 더딜 수 있는 시행착오를 조금이라도 줄이고자하는 마음에서였다. 비록 부족한 면이 많은 저서이지만 내 안의 용기를 일깨워준 요가과 학생들의 격려로 위로 삼고자 한다.

이 책이 나오기까지 참으로 주위 분들의 도움이 많았다. 먼저 현장에서 요가지도를 30여년 해오고 계신 김성홍 교수님이 감수를 맡아 주셨다. 오랫동안 요가를 지도한 경력이 이 책의 곳곳에서 스며들도록 허용해주시어 감사드린다. 요가과에서 함께 연구하고 나눔을 기꺼이 내어주신 요가과의 여러 교수님들을 비롯하여 이서연교수님, 강창원교수님, 서비로교수님, 이연희교수님께 감사드린다. 샨티요가원의 조규순 원장을 비롯하여 여러 졸업생들의 조언과 이 책에서 개인적인 자료를 사용할 수 있도록 허용해준 분들과 졸업생들에게 감사드린다. 이 책의 그림을 정성껏 그려주고, 표지를 편집해준 오지영 선생과 책 표지의 아이디어를 내어주고 격려해준 이도경 선생에게도 감사함을 전한다. 무엇보다 실제적인 아이디어를 제공해준 그동안 요가교수법 수업을 들었던 모든 학생들에게 감사함을 전한다. 그리고 이 책이 나올 수 있도록 후원해준 춘해보건대학교 김희진 총장님에게도 감사드린다.

이 책을 통하여 요가지도사로서의 길을 가는데 조금이라도 도움이 된다면 더할 나위 없이 기쁠 것이다. 또한 애정 어린 조언을 마다하지 않는다면 감사히 여길 것이다. 이 책은 완성이라기보다는 길을 걷고 있는 초보 요가지도사와 닮았다. 그래서 겸허하게 배우며 걷고 싶은 책이다. 이 마음이 읽는 이에게도 편안하게 전달되었으면 한다. 이미 요가의 길을 훌륭하게 걸어가고 있는 여러 요가선생들과 앞으로 걸어갈 요가선생들에게 요가의 사랑을 전하고 싶다.

2013년 8월 29일
춘해보건대학교 요가과 곽미자 드림

이 책의 순서

이 책의 사용법

- 요가는 자기 탐구이다. 과학자가 외부 현상세계를 탐구하듯이, 요가는 자신을 탐구하는 학문이다. 자신을 반추할 수 있도록 "나의 경우는 어떤가?" 와 "매력적인 요가지도사를 위한 성찰 코너"를 넣었다.

- "나의 경우는 어떤가?"는 우선 수업주제에 대해 자신을 돌아보는 시간이며, "매력적인 요가지도사를 위한 성찰 코너"는 수업주제에 대한 자신의 이해 정도를 나타낸다.

- "활동코너"는 자신의 티칭스타일을 연마하기 위해 수업주제와 연관지어 실습해볼 수 있는 훈련을 제시하고 있다.

1부
요가교수법의 이해

수업주제 1. 요가교수법의 의미와 목적, 중요성

    요가는 인간의 전일건강을 다루는 학문으로서 기본적으로 인간이해를 토대로 하고 있다. 교육의 3가지 요소는 가르치는 자와 배우는 학습자, 그리고 교육내용이다. 마찬가지로 요가티칭에 있어서도 가르치는 자가 있어야 하며 배우는 학습자가 있어야 하며, 무엇을 배우고 가르칠지에 대한 내용이 있어야 한다.

나의 경우는 어떤가?

Q. 요가교수법이 무엇이라고 생각하는가?

Q. 요가교수법이 필요하다고 여기는가? 만약 그러하다면 왜 그러하며, 그렇지 않다면 왜 그러한가?

---

1. 요가교수법이란?

    요가교수법은 요가의 전문지식을 어떤 마음으로 어떻게 전달할 것인지를 알도록 하는 것이다. 누가(Who), 무엇을(What), 어떻게(How) 가르칠 것인가를 다룬다. 요가 강사의 경우 아사나를 열심히 배우고 지도하지만 정작 어떤 방법으로 지도해야 하는지를 놓치고 있다. 물론 현장에서 좌충우돌 부딪혀가면서 배우는 것이 가장 빨리 배우는 지름길이며 요가교수법이 필요 없다고 생각할 수 있다. 하지만 강사의 능력에 따라 만족스런 수업이 될 수도 있고 그렇지 않을 수도 있다. 이를테면 강사와 회원 모두 감동의 수업이 될 수도 있고, 강사 자신만을 위한 일방적인 수업이 될 수도 있으며, 강사도 회원도 모두 만족시키지 못하는 강의가 될 수도 있다. 요가교수법은 강사와 회원 모두에게 만족스런 수업이 되도록 하는 지식을 다루는 학문이다.

2. 요가교수법의 목적

요가교수법의 목적은 요가지도사로서 가져야 할 3가지 요소, 즉 누가 어떤 태도로(마음가짐), 무엇을(전문지식) 어떻게(강의기술) 가르칠 것인가를 인식하고 그에 상응하는 능력을 갖추도록 하는데 있다.

3. 요가교수법의 중요성

요가를 지도하고 있는 강사와 앞으로 요가지도에 관심이 있는 요가인이라면 아래와 같은 이유에서 반드시 요가교수법을 습득해야 한다.

첫째, 아무리 요가에 대한 전문지식이 풍부하고 가르치고자 하는 열정도 넘치지만 그것을 전달하는 방법이 매력적이지 않다면 그 열정은 스스로에게 상처가 될 수도 있다. 요가기법을 잘 수련하는 것과 요가기법을 잘 가르치는 것은 별개일 수 있다. 예를 들어 아사나를 잘 하는 학생이 반드시 잘 가르친다고 볼 수 없다. 반대로 아사나를 잘 못더라도 잘 가르칠 수 있다. 요가교수법은 가르치는 방법을 학습하는 것이다. 알고 있는 지식을 회원들에게 잘 전달하는 방법을 배우는 것이다.

둘째, 아사나를 잘하고, 잘 가르칠 수 있는 가능성이 있지만 열정이 없다면 티칭은 이루어지지 않는다. 또는 열정은 있지만 요가 강사의 인성이 다른 회원들에게 모델이 될 수 없다면 가르치는 것이 독이 될 수도 있을 것이다. 요가교수법은 요가지도에 대한 열정과 동기부여를 불어넣고, 바른 인성을 지닐 수 있도록 한다.

셋째, 열정도 있지만 전문지식이 빈약하다면, 강사로서의 생명은 오래가지 못할 것이다. 겉으로는 화려해보이지만 막상 강의를 들어보면 그 실력이 얕아 눈에 훤하게 보이는 경우가 있다. 요가교수법은 전문지식을 더 깊게 만들도록 한다.

만약 사바사나를 하고 있는 회원의 어깨가 불편해보여 다가가 회원의 어깨에 손을 얹고 이완할 수 있도록 하였다면 이 강사는 위의 세 가지 요소를 모두 통합적으로 사용하였다고 볼 수 있다. 만약 전문지식이 빈약하여 어깨 긴장을 어떻게 이완 시킬지 모른다면 강사의 행위는 일어나지 않았을 것이다. 만약 강사가 회원과 교감하는 능력, 즉 강의기술이 부족하다면 이완을 시키기 위한 신체접촉은 회원에게 오히려 불편했을 수도 있었을 것이다. 그리고 전문지식과 교감하는 능력이 있더라도 그것을 하고자 하는 마음이 일지 않았다면 즉 회원을 배려하는 열정이 없었더라면 그 행위 또한 일어나지 않았을 것이다. 따라서 요가 수업은 위의 세 가지 요소 즉, 전문지식, 마음자세, 강의기술이 모두 필요하다고 볼 수 있다.

매력적인 요가지도사를 위한 성찰 코너

1. 요가교수법이 무엇인지를 설명할 수 있다.
2. 요가교수법의 필요성과 중요성을 설명할 수 있다.

수업주제 2. 요가교수법의 3가지 요소

　유능한 교사는 학생들에게 무엇(전문지식)을 어떻게(강의기술) 가르칠 것 인가를 아는 동시에 이를 행동으로 옮기고 싶어 하는 마음 자세를 가져야 한다.[1]

- 전문지식 : 강의 내용에 대한 지식, 명확하게 아는 능력,
- 강의기술(교수법) : 명확하게 전달하는 능력, 흥미유발, 의사소통 능력, 자각하도록 안내하는 능력
- 마음자세(태도) : 열의, 수업준비, 동기유발, 회원과의 유대감, 회원중심 의 수업태도

나의 경우는 어떤가?

Q. 요가의 전문지식에는 무엇이 포함되어야 한다고 여기는가?

Q. 요가의 전문지식을 전달하는 강의기술에는 무엇이 포함되어야 한다고 여기는가?

Q. 요가지도사로서의 마음가짐 혹은 태도에는 무엇이 포함되어야 한다고 여기는가?

　요가수업은 요가 전문지식, 강의기술, 마음자세로 구성되어 있다. 구체적으 로 살펴보면 다음과 같다.

I. 전문지식

1) 프로그램은 수업주제에 맞게 구성하는가?
2) 프로그램 내용의 흐름(순서)은 자연스러운가?
3) 프로그램의 도입, 전개, 마무리를 적절한 비율로 구성하는가?

---

[1] 조벽(2008). 『조벽 교수의 명강의 노하우 & 노와이』. 해냄

4) 통합적인 관점에서 프로그램을 구성하는가?

5) 아사나의 난이도는 적절한가?

6) 선행자세와 변형자세를 통해 난이도를 적절하게 조절하는가?

7) 수업의 목표는 회원중심으로 구성되며 회원에게 뚜렷하게 제시하는가?

8) 아사나의 자각 포인트는 적절하게 전달하는가?

9) 특정한 아사나에 대하여 유의해야 할 점을 안내하는가?

10) 도구를 적절하게 사용할 수 있는가?

11) 개인의 성향(유연성, 근력, 질병유무, 체질, 심리적 상태 등)을 고려하여 안내하는가?

12) 자세 교정이 필요한 경우, 적절하게 자세를 교정하는가?

13) 필요할 경우, 아사나 시연을 적절하게 하는가?

14) 호흡과 동작이 일치하도록 지도하는가?

2. 강의기술

1) 목소리 크기가 적절한가?

2) 말하는 속도가 적당한가?

3) 발음이 정확한가?

4) 내용에 따라 목소리에 변화가 있는가?

5) 간단명료하게 설명하는가?

6) 질문에 대처하는 방법은 적절한가?

7) 회원들을 안정되게 응시하는가?

8) 바람직한 신체언어로 지도하는가?

9) 회원들에게 편안한 위치에서 지도하는가?

10) 실수를 하였을 경우, 실수에 대처하는 능력이 적절한가?

11) 회원과 교감을 이루는 수업인가?

12) 회원들이 무엇을 원하는지를 알고 있으며, 동기부여를 심어주는가?

13) 수련 후 회원들에게 피드백을 적절하게 하는가?

14) 쾌적한 수업환경(음악, 조명, 매트정렬 등)을 위하여 준비하는가?

3. 마음자세

1) 요가지도사로서 자신감이 충만한가?
2) 지도할 때 편안하게 이완하는가?
3) 용모(옷, 헤어스타일, 얼굴표정 등)가 단정한가?
4) 수업준비는 충분히 하는가?
5) 수업 전후 개인적인 명상을 하는가?
6) 수업에서 열정이 느껴지도록 하는가?
7) 요가지도사로서 긍정적인 에너지를 느끼게 하는가?

매력적인 요가지도사를 위한 성찰 코너

1. 요가지도사로서 쌓아야 할 전문지식이 무엇인지를 안다.
2. 전문지식을 전달하는 강의기술이 무엇인지를 안다.
3. 요가지도사로서 가져야 할 마음자세가 무엇인지를 안다

수업주제 3. 나는 어떤 강사인가

나의 경우는 어떤가?

Q. 요가지도사가 되기 위해 진지하게 고민해본 적이 있는가?

Q. 요가지도사가 되려고 하는 이유는 무엇인가? 즉 요가를 가르치는 일이 자신에게 왜 중요한가?

Q. 요가지도사가 되기 위해 어떤 노력을 했으며, 앞으로 어떤 노력을 할 생각인가?

1. 요가지도사로서의 정체감 확립하기

요가지도사는 다른 운동을 지도하는 강사와 차이가 있어야 한다. 단순히 운동차원에서 요가를 지도하는 것이 아니기 때문이다. 요가의 에센스는 몸, 마음, 영혼의 조화이다. 몸, 마음, 영혼은 밀접하게 연결되어 있으며, 서로 영향을 주고받음을 이해해야 한다. 자신이 요가를 통하여 신체적, 심리적, 또는 영적 차원의 효과를 체험할 경우 요가의 전일건강에 대한 믿음과 확신이 설 것이다. 모름지기 요가지도사라면 자신으로 하여금 요가를 왜곡시켜 지도하는 경우는 없어야 한다. 자신을 통해서 요가의 본질을 잘 전달할 수 있다면 그 강사는 훌륭한 강사라고 보아지며, 요가를 통해 인류의 건강과 행복에 기여한다고 본다.

요가지도사로서의 자부심과 긍정적인 태도를 가지는 것이 좋다. 요가를 지도하는 것을 경제적인 가치에만 초점을 두기보다 요가를 통해 개인 및 사회의 행복과 성장에 헌신할 수 있는 기회로 여기는 태도가 필요하다. 훌륭한 강사가 되기 위해서는 무엇보다 요가 그 자체가 좋아야 하며, 요가를 통한 자신의 성장을 스스로 느낄 수 있어야 한다. 요가를 제대로 공부하기도 전에 요가지도자 자격증을 취득하고 나서 강사로서 한 달에 돈을 얼마나 벌수 있는지에 마음이 미리 가 있는 사람도 있다. 특히 요가 그 자체가 좋아서라기보다 요가를 통해 돈을 벌 마음이 더 클 경우 그러하다. 물론 요가지도사로서 경제적인 가치를 등한시해서는 안 된다. 하지만 무엇이 우선이 되어야하는지를 분명히 알아야한다. 강사로서의 실력과 자질이 충분하다면 자연스럽게 요가수업이 늘어날 것이고 거기에 따른 수입도 늘어날 것이라고 본다.

요가지도사로서의 삶에 만족하는 강사들의 경우 요가지도에 앞서 자신의 수련을 게을리 하지 않는다. 요가지도사로서의 자부심과 긍정적인 태도는 개인 수련을 꾸준히 함으로써 자연스럽게 생기게 된다. 요가지도에만 너무 목말라하기 보다 개인의 수련을 꾸준히 해야 한다. 개인 수련이 빠진 요가지도는 자신을 지치게 한다는 것을 기억하자. 요가지도사의 질적인 성장이 곧 요가의 발전임을 기억하자.

요가지도사로서의 확고한 정체감을 가지기 위해서는 몸, 마음, 영혼의 전일건강을 다루는 요가의 에센스를 간직하고, 자신과 타인의 성장에 기여하는 헌신적인 태도를 가지고 개인 수련을 꾸준히 하면서 탐구하는 정신이 있어야 한다.

활동코너. 요가의 장점 찾기

요가지도사는 요가를 가르치는 사람이다. 그러므로 요가의 장점이 무엇인지 그 정도는 알아야 하지 않겠는가. 그런데 의외로 요가의 장점에 대해 생각해보지 않은 경우가 많으며, '그냥 좋은 것 같다.' '무언가 많긴 한데 막상 말하려니 어렵다.' 라는 사람이 많다.

지금부터 요가의 장점을 찾아 나열해보자. 요가의 장점을 잘 찾게 되면 요가에 대한 사랑과 믿음이 커질 뿐만 아니라 사람들이 왜 요가를 해야 하는지 그 필요성을 동시에 인식하게 하는 이점이 있다.

---

2. 자신의 성향을 파악하기

교육은 학생과 선생의 상호 교감이다. 학생의 성향을 잘 파악해야 하겠지만 우선 강사 자신부터 자신의 성향을 파악하고 있어야 한다. 자신을 이해하는 방법은 다양하다. 자신의 성향에 따라 가르치는 스타일도 다르며, 배우는 학습 스타일도 다르다는 것을 이해하는 것이 중요하다. 따라서 자신의 성격이나 장점, 보완해야할 점을 이해하는 것이 필요하다.

3. 누구에게 초점을 두는가

교육의 흐름이 바뀌고 있다. 가르치는 교사중심의 교수법에서 배우는 학생중심의 교수법으로 의식이 바뀌어야 한다. 교사중심의 교수법은 교사가 무엇을 가르칠 것인가에 초점을 두는 것이라면 학생중심의 교수법은 학생으로 하여금 무엇을 배우게 할 것인가에 초점을 둔다. 만약 당신이 현재 요가강사라면 회원에게 초점을 둔 강의를 해왔는지 또는 강사 자신에게 초점을 두었는지를 아래의 질문을 통해 살펴보자.

- 강사중심: 강사 자신이 잘하는 아사나 위주로 지도해오고 있지 않은가?
  회원중심: 회원에게 필요한 아사나는 무엇인가?

- 강사중심: 강사 자신의 체험에 초점을 두어 아사나 유지시간 혹은 명상시간을 길게 하지 않은가? 혹은 호흡법을 자신의 수준대로 지도하고 있지는 않은가? 혹은 자신이 체험한 요가의 효과를 회원에게도 기대하고 요구하고 있지 않은가?
  회원중심: 회원의 수준에 맞는 적절한 난이도는 무엇인가?

---

[2] 조벽(2008), 『나는 대한민국의 교사다』. 해냄. p.219.

- 강사중심: 오늘 요가수업에서 나는 무엇을 가르칠 것인가에 초점을 두는가? 또는 회원이 나의 수준에 맞게 배우는 것을 좋아 하는가?
  회원중심: 나는 회원의 수준에 맞게 가르치기를 좋아하는가? 또는 회원으로 하여금 무엇을 배우게 할 것인가에 더 초점을 두는가?

매력적인 요가지도사를 위한 성찰 코너

1. 요가지도사로서 자아 정체감을 확립하는 방법을 안다.
2. 자신의 성향을 파악하고 있다.
3. 회원중심의 교수법에 대한 필요성을 설명할 수 있다.

2부 Who
요가지도사로서의 마음자세

1. 매력적인 요가지도사가 되기 위하여

수업주제 1. 요가지도사가 되기 전 해야 할 7가지

요가지도사가 되려는 꿈을 가진 사람들에게 또는 이미 요가지도를 하고 있더라도 용기를 내어 다음의 것을 한번 실천해보길 바란다. 자신의 수업에 어떤 변화를 가져올지는 실천해본자만이 알 듯하다.

1. 회원이 되어서 수업을 받아보라

먼저 회원이 되어 보는 것은 강사가 되기 전에 반드시 거쳐야 하는 과정이다. 좋은 학생이 될 때 좋은 선생이 될 수 있다. 먼저 좋은 회원이 되어보라. 기존의 강사들도 강사 생활을 오래하다 보면 타성에 젖어들기 쉬운데 다시 초심으로 돌아가기 위해 회원이 되어보는 것이 좋다.

2. 다른 강사가 수업하는 것을 지켜보고 모니터링을 해보라

다른 강사의 수업을 관찰하는 것은 요가지도에 대한 열정을 가지고 각기 다른 스타일을 탐구하고자 할 때 도움이 된다. 좋은 강사의 수업이든, 초보 강사의 수업이든, 어떤 수업에서든 다른 강사의 수업을 참관하고 모니터링할 수 있는 기회가 있다면 강의기술을 빨리 습득할 수 있다. 물론 모니터링을 부탁하는 강사는 용기가 필요하므로 서로에게 도움이 된다.

3. 보조강사가 되어서 요가를 시연하는 역할을 해보라

보조강사가 되어서 다른 강사의 수업에서 요가를 시연해보는 것도 강의 울렁증이 있는 사람에게는 단계적으로 접근하는 방법이다. 실제로 요가시연을 위한 보조강사로 참여한 학생의 경우 요가를 지도하는 센스가 빨리 발달되고, 학습에 대한 의욕이 더 커지는 것을 볼 수 있었다.

4. 보조강사가 되어서 신체접촉을 통하여 혹은 도구를 사용하여 요가자세를 교정해주는 역할을 해보라

요가시연을 하는 것과 마찬가지로 신체접촉을 통한 그리고 도구를 이용한 요가자세 교정을 하는 역할도 요가 티칭의 자신감을 향상시킬 수 있는 좋은 방법이다.

5. 텅 빈 강의실에서 홀로 요가수업을 해보라

요가지도사의 고충은 강의 경험이 있다면 누구나 알 것이다. 가장 두려운 것은 오늘도 과연 회원이 많이 올까하는 것이다. 센터를 직접 운영하고 있는 강사라면 더욱 더 그런 두려움을 가지지 않을까 싶다. 회원들은 대학 강의와 달리 학점을 잘 받을 필요도 없고 자기가 수업을 듣고 싶으면 듣는 것이고 만약 듣지 않아도 누가 말할 사람도 없는 것이다. 그래서 느끼는 바는 대학에 강의를 들으러 스스로 오는 학생들을 지도하는 것이 가장 쉽다는 것을 알았다. 와도 되고 안와도 되는 마음을 가진 회원들에게 학습흥미를 유발시키면서 요가수업을 한다는 것은 전문지식과 강의기술이 필요하고 철저하게 회원 중심의 수업을 할 필요가 있음을 의미한다.

어떤 경우는 회원이 한명도 없는 경우도 있다. 만약 당신의 수업에서 한명의 회원도 오지 않을 때 자신의 마음가짐은 어떠한가? 이 순간을 잘 다스려야 한다. 대체로 요가지도사로서 절망에 빠질지도 모르며, 또는 그것을 계기로 영원히 요가지도사를 그만둘지도 모른다. 회원의 수에 따라 자신이 요가지도사라는 정체감이 흔들린다면 자신의 요가교육의 철학을 다시 되새겨 봐야 할 것이다. 혹 회원이 오지 않아서 기뻐하는 강사가 있는가? 그렇다면 아직 요가지도사가 될 준비가 덜 되었다고 봐야 할 것이다.

한명도 오지 않은 빈 강의실에서 허탈하게 있지 말고 잠시 명상으로 깊이 이완한 후 강의실이 회원들로 꽉 차 있다는 마음을 가지고 그날의 수업을 끝까지 해보라. 적어도 그날만은 한명에게는 감동적인 수업이 될 것이다. 바로 자신에게 감동을 주는 자신의 수업이 될 것이다. 강사 스스로 감동이 되는 수업이라면 점차 많은 회원들이 몰려들 것이다.

6. 기존의 요가지도사를 대상으로 지도해보고 슈퍼비전을 받아보라

자신의 강의 스타일을 빨리 파악하고 효과를 당장 얻을 수 있는 방법은 기존의 요가지도사를 대상으로 요가수업을 직접해보고 피드백을 받는 방법이다. 우선 강사를 대상으로 수업을 한다는 것 자체가 심리적으로 위축이 될 수 있는데 그러한 위축감을 극복하게 되면 자신감이 생기게 된다.

7. 자신의 요가수업을 동영상으로 촬영하여 분석하고 부족한 부분을 보완하라

자신이 강의하는 모습을 비디오를 통해 보는 것이 자신의 장단점을 스스로 빨리 파악하는 방법이다. 처음에는 모니터에 비춰진 자신의 모습이 너무 어색하여 보는 것 자체가 어렵게 여겨질 수 있다.

수업주제 2. 요가를 처음 지도하는 강사에게 권하는 메시지

1. 효과를 많이 설명하려고 애쓰지 않는다.

요가지도 경험이 없을 때 한 자세를 오랫동안 유지시켜 놓고 그 자세의 효과를 외워 전달하는 경향이 있다. 회원의 입장에서는 그 효과가 전혀 전달이 되지 않는다. 오히려 긴장감이 전해질 것이다.

2. 동작을 정확하게 안내하려고 한다.

동작의 시작자세, 완성자세, 마무리자세를 정확하게 끝까지 안내하는 훈련을 한다. 대체로 완성자세에서 다시 시작자세로 돌아오는 마무리단계를 흐지부지하는 경향이 있다.

3. 동작과 동작 사이에 적절한 휴식을 준다.

긴장을 할수록 어떤 사람은 말이 빨라지는 경향이 있다. 말이 빨라지는 것을 예방하기 위하여, 또는 한 아사나가 끝난 후 효과를 자각할 수 있는 시간을 주기 위해 의도적으로 휴식을 가진다. 요가지도 경험이 없을수록 1초의 침묵이 길게 느껴진다. 침묵을 견디는 힘을 쌓을 필요가 있다.

4. 어려운 아사나를 선택하지 않는다.

처음 지도할 경우 쉬운 자세부터 그리고 동작 설명이 단순한 자세부터 선정하도록 한다. 대체로 지도 경험이 없으면서 어려운 자세를 지도하려는 경향이 있다. 예를 들어 수업시간에 처음 지도하면서 가루다아사나, 할라아사나를 지도하는 학생도 있었다.

5. 동작과 호흡을 일치 시킨다.

동작과 호흡이 일치되지 않을 때 회원들은 이 강사가 초보라는 것을 금방 눈치 챈다. 호흡을 틀리게 말하는 경우는 그 동작을 지도해본 경험이 없는 경우, 또는 강사가 자신의 수업에서 긴장하고 있음을 나타낸다. 요가지도가 처음인 강사는 동작 설명하기도 바쁜데 호흡까지 말하려니 숨 가프다고 여길 것이다. 하지만 동작을 설명하기 전 항상 호흡을 먼저 말하는 습관을 기르면 훨씬 도움이 될 것이다. 예를 들어, **"숨을 마시면서,** 고개를 뒤로 젖힙니다. **숨을 내쉬면서** 고개를 숙입니다."라는 멘트처럼 호흡 안내를 먼저 하도록 한다.

6. 시선을 멀리 두며, 회원을 모두 보도록 한다.

운전을 배울 때 처음에는 코앞에 있는 사물에만 주의를 기울여 여유 없이 쫓기는 경험을 해보았을 것이다. 자동차 운전을 배울 때, 주행거리 강사 선생은 늘 멀리 보라는 주의를 주었다. 어느 날 시야를 좀 멀리 하니 오히려 편안하게 운전이 되는 것을 알았다. 요가지도도 마찬가지로 시선을 멀리 본다. 처음에는 앞에 앉은 몇몇 사람에게만 시선이 가겠지만 가능한 멀리 본다. 평소에 남들 앞에 서서 공간의 가장자리를 쳐다보는 훈련을 하면 도움이 된다.

수업주제 3. 요가지도가 권태로운 강사에게 권하는 메시지

1. 요가지도의 교수법을 고려하라

어느 정도 요가지도 경험이 쌓이고 나면 매너리즘에 빠지는 경우가 있다. 마치 운전을 처음 배울 때는 긴장도 하고 재밌기도 하고 성취감을 느끼듯이, 요가를 처음 지도하는 강사는 회원들에게 조금이라도 더 가르치려는 열정이 있다. 하지만 몇 개월 지나고 나면 밑천이 다 떨어지는 것 같고 지도하는 것이 이제 익숙한 운전자의 무의식적 습관처럼 되어간다. 감흥이 없게 되며 그다지 새로운 것을 못 느끼게 된다. 만약 이러하다면 자신의 한계를 한 단계 더 뛰어 넘을 수 있는 공부의 기회가 왔음을 알아야 한다.

자신의 티칭 스타일을 재점검해야 한다. 이미 이런 과정을 겪은 다른 강사들에게 자문을 구하면서 자신의 열정을 다잡아야 한다.

2. 초심으로 돌아가 첫 강의의 설렘을 느껴보라

다시 처음 지도하는 초심의 마음으로 돌아가 첫 강의 때의 기대와 설렘을 느껴보라. 그때 자신의 다짐을 떠올려보라. 첫 강의를 한 후 소감을 기록하였다면 다시 읽어보는 것도 좋다. 첫 강의는 첫사랑의 풋풋한 신선한 에너지와 같다.

3. 요가지도의 철학을 되새겨라

요가지도사의 지침서를 다시 되새기면서 언제나 자신의 요가수업이 지금 이 순간 세상의 행복과 건강에 기여하고 있음을 알고 보람을 찾도록 한다. 확고한 요가철학이 없으면, 즉 지도하는데 있어서 목적과 중심이 잡혀져 있지 않으면 쉽게 흔들리고 권태로워진다. 무엇에 가치를 둘 것인지를 늘 기억하라.

4. 성공한 요가지도사들을 만나보라

요가를 통해 성공한 요가지도사들을 만나 이야기를 들어보라. 성공은 어떤 방면에서도 측정가능하다. 경제적인 부의 성공일 수 있으며, 지적 능력의 성취일 수도 있으며, 사회적 명분일 수도 있다. 많은 강사들이 요가를 지도해서 돈을 벌 수 있겠느냐고 부정적으로 말하는 경우가 있다. 그런 강사들을 보면 자신이 수집하고 있는 정보들은 실패한 강사들의 이야기만 가득하다. 어느 선생은 몇 개월하고 말았다는 둥, 어느 요가센터는 몇 개월 만에 문을 닫았다는 둥. 늘 부정적이고 실패한 사례들만 수집하면 자신에게 그러한 에너지가 쌓이게 될 것이며, 요가지도 하는 것에 무의식적으로 부정적인 영향을 주게 된다. 지금부터 자기 주위에서 찾아볼 수 있는 요가로 성공한 사례를 적어도 다섯 사례를 찾아보라. 그들을 만나 이야기를 진지하게 들어보라. 당신도 그들처럼 성공할 수 있으며, 요가를 통해 건강과 부를 누릴 수 있다.

5. 자신을 살펴보라

요가지도에 열정도 있고 철학도 있지만 회원 수가 자꾸만 감소되고 있다면 자신과 회원과의 관계 패턴을 살펴보라. 이 책에서 다루고 있는 저항을 살펴보고 자신을 변화시키려는 노력이 필요하다. 회원과의 관계에서 개방적인지, 열린 가슴으로 회원을 대하고 있는가를 살펴보라. 자기도 모르게 일상 속의 대인관계 패턴이 회원과의 관계에서 그대로 드러나기 때문이다.

6. 인내하라

모든 열매는 꽃에서 열매가 되기까지 어느 정도 시간이 걸린다. 무엇보다 자신을 믿고 인내하는 시간이 필요하다.

7. 요가지도사로서 탐구해야 할 과제를 다시 검토해보라

요가지도사로서 끊임없이 탐구하고 자신의 지도능력을 향상시키려는 의지가 있는지를 체크해보라. 아래 질문들은 요가지도사로서 탐구 정신을 북돋워 줄 것이다.

- 요가 수업 후 회원들이 어떤 요가자세를 잘 못하는지를 더 깊이 탐구하는가? 단지, '저 회원은 이 자세가 안되네,' 혹은 '저 회원은 자세가 잘 나오네' 정도로 생각만 하고 그치지 않는가?
- 수련을 잘 할 수 있는 방법(도구사용, 자세교정, 난이도 조절, 개별적으로 피드백 주기)을 연구하고 시도하는가?
- 개인의 성향(신체적, 체질적, 심리적, 연령, 성별 등)을 고려하여 지도하는가?
- 수업목표가 회원들에게 맞추어져 있는가? 수업목표가 요가지도사와 회원

모두에게 명료한가? 수업목표는 회원의 욕구를 반영하고 있는가?

- 전달하고자 하는 바를 정확하게 전달하는가?
- 회원들이 강사의 말을 잘 이해하고 있는지를 파악하는가?
- 회원을 통해서 내가 배운다는 태도를 가지고 수업에 임하는가?
- 시선처리, 신체적 언어, 관심 있는 태도 및 행동을 통하여 회원과 교감을 이루는가?

활동코너. 나만의 탐구 과제

요가지도사로서 자신이 탐구해야 할 것이 무엇인지를 찾아보도록 한다.

수업주제 4. 요가지도사의 덕목 쌓기

요가지도자 과정을 밟았던 강사라면 누구나 한번쯤은 아쉬탕가 요가의 야마, 니야마를 들었을 것이며, 그것의 중요성을 배웠으리라 본다. 사실 야마, 니야마를 지키는 것이 어려운 요가자세에 도전하는 것보다 더 어렵다. 그래서 스와미 시바난다는 아쉬탕가 요가의 단계를 가장 먼저 아사나, 쁘라나야마, 야마, 니야마, 쁘라띠야하라, 다라나, 디야나, 사마디로 보고 있다. 야마와 니야마는 수련의 과정이기도 하지만 수련의 결과이기도 하다. 요가수련이 제대로 될수록 야마, 니야마에 대한 의미를 깊이 있게 이해하게 되고 실천하게 된다. 그렇다고 자신은 야마, 니야마를 실천하고 있지 않으니 요가를 지도할 자격이 없다고 벌써부터 주눅이 들 필요는 없다.

요가지도사라면 회원들에게 야마, 니야마를 언급하지 않더라도 자신부터 먼저 하나씩 준수하려는 마음가짐이 필요하다. 자신부터 지켜나가게 되면 무엇보다 당당해지고 떳떳해진다. 적어도 양심이 있는 요가지도사일 경우 그러하다.

모든 교사가 그러해야 하겠지만, 요가지도사는 특히 일상생활 속에서 자각하는 태도가 필요하다. 수업시간에서는 회원들에게 야마, 니야마를 가르치면서 생활 속에서 자신이 실천하지 못하고 있다면 그 말에 대한 신뢰감뿐만 아니라 말 속에 담긴 힘(sakti)이 약해진다.

활동코너. 가치관 파악하기

1) 요가지도사로서 지녀야 할 태도 또는 덕목은 무엇인가?
2) 자신이 가지고 있는 덕목은 무엇인가?
3) 자신이 보완해야 할 덕목은 무엇인가?
4) 보완할 수 있는 방법은 무엇인가?

매력적인 요가지도사를 위한 성찰 코너

1. 요가지도사로서 나의 좋은 덕목과 보완해야 하는 덕목을 안다.
2. 보완해야 하는 덕목을 구체적으로 단련시키는 방법을 안다.

수업주제 5. 건강한 이미지 만들기

요가의 이미지는 곧 건강이다. 강사부터 건강한 이미지를 가꿀 수 있어야 한다. 자신의 신체 이미지에 대해 어떻게 느끼는지를 파악해보면 세 가지 유형의 강사가 있다고 본다. 자신은 어디에 속하는지를 살펴보자.

첫째, 자신이 가지고 있는 신체에 대해 열등감을 가지고 있는 경우이다. 예를 들면 몸매가 요가지도를 하기에 부적합하다고 여기면서 강사 활동을 하는 강사이다. 몸매가 예쁘지 않아서, 키가 작아서, 살이 쪄서 등 자신의 몸에 대해 이런저런 불평을 하는 강사이다. 누구나 완벽할 수 없듯이 자신의 신체적 한계를 수용하고 자기 관리를 철저히 한다. 자신의 신체적 열등감이 곧 요가를 지도할 때 그대로 반영되는 경우가 있다. 예를 들어 평소 자신의 키가 작은 것에 대해 열등감이 있는 강사는 왠지 모르게 서서하는 자세들을 꺼려하는 경향이 있을 수 있다.

둘째, 요가지도사로서 자신의 외모에 지나치게 자신감을 가지고 있는 유형이다. 이런 사람은 스스로의 외모에 만족하면서 자신의 외모에 취하는 경우가 있다. 심지어 요가지도 중에도 회원들에게 아사나를 시켜놓고 틈틈이 벽거울을 쳐다보면서 자신의 몸매를 힐끗힐끗 쳐다보고 만족해하는 경우가 있다. 혹 회원들의 몸매를 보면서 자신의 몸매에 대해 우월감을 느끼지는 않은지 살펴볼 필요가 있다.

셋째, 자신의 몸에 솔직한 강사이다. 이 유형의 강사는 자신의 신체적 한계를 솔직히 인정하고 수용한다. 그리고 자신이 잘 하지 못하는 아사나에 대해서도 솔직하게 인정하고 수용하는 편이다.

일반 회원을 대상으로 요가강사에 대한 이미지를 살펴본 결과, 요가강사의 첫인상에 대한 호감과 요가강사의 옷과 이완은 서로 연관되어 있음을 알 수 있었다. 무엇보다 요가강사의 건강한 이미지를 가꾸기 위해 강사 스스로 편안해질 수 있어야 하며 그 편안한 에너지가 회원들에게 전달될 수 있어야 한다.

호감을 주고 건강한 이미지를 가지는 방법은 다양하다. 아래와 같이 외적인 면과 내적인 면을 고려할 수 있다.

1. 외적인 측면

• 항상 청결한 이미지를 가진다.

• 옷은 너무 헐렁하지도 꽉 끼지 않는 것이어야 한다. 회원의 시선이 강사의 옷에 가지 않는 옷이어야 한다. 요가지도를 할 때 속옷이 보이지 않도록 해야 한다. 강사의 자세를 학생들이 확인할 수 없을 정도로 너무 헐렁한 옷을 입지 않는다. 움직임이 부자연스러울 정도로 너무 꽉 끼는 옷을 삼간다. 현란하거나 너무 튀는 옷을 입지 않는다. 악세사리가 붙거나 어떤 글씨가 새겨진 화려한 옷을 입을 경우 회원의 시선이 자꾸 강사의 옷으로 가기 때문에 주의를 산만하게 만든다. 학생들에게 보여주기 위한 옷을 입지 않는다. 자신의 몸매를 과시하기 위하여 혹은 명품으로 치장하여 보여주기 위한 옷차림을 삼간다. 옷은 항상 청결하게, 속옷은 보이지 않게 한다.

• 화장은 단아해야 하며, 외모 치장이 아름다움의 기준이 아님을 기억할 필요가 있다. 향수나 장신구등을 착용하지 않는다. 자신도 모르게 장신구를 착용하고 수업을 시작하는 강사들이 더러 있다. 심지어 수업 중에도 자신이 장신구를 하고 있는지조차 알지 못하는 경우도 있기 때문에 수업 전에 강사는 거울을 비춰보고 유의한다.

• 헤어스타일은 단아해야 하며, 긴 머리는 헤어밴드로 반드시 묶고 수업을 한다. 헤어와 관련하여 회원들도 마찬가지이다. 간혹 사전 안내가 없을 경우, 긴 머리를 묶지도 않고 풀은 상태에서 아사나를 하는 회원도 있음을 유의해야 한다.

• 강사의 외모가 곧 회원들에게 특히 한창 외모에 관심이 많은 청소년을 지도할 경우, 위에서 언급한 매니큐어, 장신구, 헤어스타일, 옷에 신경을 써야 한다. 어떤 강사는 고등학생들을 지도하면서 고등학생들이 요가수업을 따라하지 않고 자신의 외모를 따라하고 있는 모습(머리 모양, 매니큐어 칠하기)을 보고 놀랐다고 하였다. 그 이후로 머리도 묶고, 매니큐어도 다 지우고 수업을 했다고 한다.

2. 내적인 측면

• 밝은 얼굴표정을 가진다.

• 신체적, 심리적으로 이완하도록 한다. 이완되어 있을 때 같은 사람이라도 훨씬 더 예쁘다는 사실을 기억하자.

• 에너지가 충만하되 고요하게 유지한다. 무력하거나 힘이 없거나 정체된

느낌을 주지 않는다. 또는 너무 산만하거나 마음이 흩어져 있는 모습을 보이지 않는다. 에너지가 많으나 고요하게 몰입되어 있는 느낌을 주도록 한다.

- 내적인 자신감을 가진다. 요가 그 자체에 대한 믿음을 가지게 되면 자신감이 길러지고 두려움이 사라진다.
- 바른 자세를 가지도록 한다. 바른 자세를 통하여 몸의 균형을 유지하기 위해 일상 속에서 자세의 습관을 자각해야 한다.
- 매일 개인 수련을 통하여 내적인 힘이 쌓일 수 있도록 한다.
- 몸에 대한 바른 개념을 가지며, 몸은 참나의 도구임을 기억한다.
- 긍정적인 정서와 사고를 가진다.
- 즐거운 마음과 유머 감각을 가진다.
- 회원에 대한 존중심을 가진다.
- 자신을 사랑한다.
- 요가를 통한 봉사활동을 한다.
- 회원의 열정과 공감을 끌어낸다.
- 긍정적 에너지를 회원에게 전달한다.
- 자신감을 가지되 겸손 한다.
- 일상 속에서 자각한다.
- 자기관리(자기 수련과 탐구)를 한다.

활동코너. 신체 매력 지수를 높이기

자신의 몸을 수용하고 사랑하는 자세를 가지도록 한다. 자기 몸에 대한 매력의 정도를 수치로 측정해보고 어떻게 하면 매력 포인트가 더 올라갈 수 있는지를 노력한다.

만약 자신의 신체 매력 지수가 10점을 최고기준으로 하였을 때 8이라면, 9가 되기 위해 무엇이 필요한지를 체크한다. 예를 들면 골반의 좌우 균형을 이루게 되면 자신의 신체매력지수가 9로 올라간다고 할 수 있다. 이처럼 어떻게 하면 자신의 매력 포인트가 더 올라갈 수 있는지를 체크해본다. 성형이 아니라 바른 자세와 밝은 미소 등 자신의 노력을 통하여 이룰 수 있는 것을 찾도록 한다.

2. 자신만의 전문성을 가지기

수업주제 1. 진정한 프로가 되기 위한 태도

프로의식이란 자기 자신을 전문가로 인식하는 상태를 말한다. 프로는 그 분야에서 일을 특출하게 잘 하는 사람일뿐만 아니라 아름다운 의식을 겸비한 사람이기도 하다. 프로의식을 가진 사람은 자세부터 다르다.[3]

나의 경우는 어떤가?

Q. 요가지도사로서 프로의식이 있는가?

Q. 프로의식을 가진 요가지도사를 만나본 적이 있는가? 있다면, 무엇을 보고 프로라는 생각을 가지게 되었는가?

아마추어와 프로의 차이

아마추어와 프로의 차이는 쓰는 용어부터가 다르다고 한다. 프로는 '그럼에도 불구하고'를 자주 쓰고, 아마추어는 '그렇기 때문에'를 자주 사용한다는 것이다.

어제 회식자리에서 술을 많이 마셔서
그렇기 때문에 VS 그럼에도 불구하고

---

[3] 고두현(2007). 『시 읽는 CEO』, 21세기북스. p.91.

몸이 별로 안 좋아서
그렇기 때문에 VS 그럼에도 불구하고

퇴근시간이 다가와서
그렇기 때문에 VS 그럼에도 불구하고

저 사람이 내 성격에 안 맞아서
그렇기 때문에 VS 그럼에도 불구하고

이 일은 내 담당이 아니라서
그렇기 때문에 VS 그럼에도 불구하고

시간이 없어서
그렇기 때문에 VS 그럼에도 불구하고

그 정도 해도 별 문제가 없어서
그렇기 때문에 VS 그럼에도 불구하고

그렇게 하면 손해 볼 텐데
그렇기 때문에 VS 그럼에도 불구하고

나는 직위가 높은 사람인데
그렇기 때문에 VS 그럼에도 불구하고[4]

....

요가지도사로서 접할 수 있는 상황을 만들어 표현해보자.

회원이 적게 와서
그렇기 때문에 VS 그럼에도 불구하고

---

[4] 고두현(2007)의 「시읽는 CEO」, pp.91~92에서 발췌하였음.

강사료가 적어서
그렇기 때문에 VS 그럼에도 불구하고

회원이 내 스타일이 아니어서
그렇기 때문에 VS 그럼에도 불구하고

회원이 나의 수업스타일을 불평하니까
그렇기 때문에 VS 그럼에도 불구하고

활동코너. 그럼에도 불구하고

위의 내용에 따라 '그렇기 때문에'와 '그럼에도 불구하고'의 말끝을 맺어
보자.
예를 들어 회원이 적게 와서 그렇기 때문에 ....다.
　　　　　　회원이 적게 와서 그럼에도 불구하고 ....다.

매력적인 요가지도사를 위한 성찰 코너

1. 요가지도사로서 프로다운 태도를 형성하기 위한 나의 마음자세를 알고
   있다.

수업주제 2. 요가 전문가가 되기 위하여

요가 전문가가 되기 위해서는 무엇보다 탐구 정신이 필요하다. 주부로서 매일 세끼 식사를 50여 년 동안 차려왔더라도 우리는 그 사람에게 요리 전문가라고 부르지 않는 것처럼 아무리 오래 동안 요가지도 경력이 있다할지라도 전문성을 띄지 않는다면 요가 전문가라고 하지 않을 것이다.

어느 분야든 전문가가 되기 위해서는 우선 전문가가 되려는 마음과 노력이 중요하다. 요가 전문가가 되려는 의지가 없으면 비록 요가지도 경력은 쌓일지라도 전문성을 가지기는 어려우리라 본다. 가르치는 것이 하나의 습관으로 될 수 있기 때문이다. 요가 전문가가 되기 위해서는 다음과 같은 태도가 필요하다고 본다.

• 자신의 색깔을 찾는다. 개성 있는 수업, 또는 전문화된 능력을 가지도록 한다. 그러기 위해서는 탐구 정신을 가진다. 앞서 언급한 요가지도사로서 탐구해야 할 과제를 참조하면서 끊임없이 탐구하라.

• 요가의 다양한 응용분야를 깊이 고려하며, 다방면에서 적용할 수 있는 방법을 모 색한다. 모든 사람들을 잘 가르칠 수는 없으므로 특정한 대상을 먼저 선정하여 그 분야에 요가를 적용시키는 노하우를 쌓도록 한다.

• 자신의 색깔을 버린다. 자신만의 전문성을 가지는 것이 자신의 색깔을 찾는 것이 라면, 반대로 자신의 색깔을 버리는 것은 자신의 에고를 버리는 것이다. 자신의 에고를 버릴 수 있을 때 최고의 요가수업이 되리라 본다. 사실 모든 수련의 목적은 자신의 에고를 버리기 위한 훈련이므로 강사 자신도 다른 여러 수련을 접할 필요가 있다.

• 인내한다. 『아웃라이어』의 저자인 말콤 글래드웰은 자기 분야에서 최소한 1만 시간 동안 노력한다면 누구나 특출하게 성공할 수 있다고 한다. 아웃라이어가 되기 위한 '1만 시간의 법칙'을 고려해본다면 매일 하루도 빼놓지 않고 3시간씩 수련한다고 할 경우 10년의 세월이다.

수업주제 3. 요가지도사 지침

    요가지도사로서 스스로 자긍심을 높이고 확고한 가치관을 확립하기 위하여 자신을 위한 요가지도사 지침을 마련할 필요가 있다. 요가지도사로서의 자아정체감을 확립하는 방법이기도 하며, 마음자세를 다듬게 할 수 있다. 매 시간 수업을 시작하기 전에 요가지도사의 지침을 읽고 명상하는 것이 도움이 된다. 자신만의 요가지도사 지침을 작성하여 상기하면 요가를 지도하기 전 마음가짐이 다르리라 본다. 아래에 제시한 요가지도사 지침을 참조하라.

요가지도사 지침을 활용하는 방법은 다음과 같다.

- 매일 아침마다 소리 내어 크게 읽도록 한다.
- 수업을 시작하기 전과 수업 후에 읽도록 한다.
- 요가지도가 권태로운 날은 읽고 읽어서 요가를 통한 자신의 봉사정신을 되새겨 본다.

활동코너. 자신을 위한 요가지도사 지침을 작성하기

요가지도사 지침

- 요가지도사로서 나는 우주의 신성한 에너지와 연결되어 있다.

- 요가지도사로서 나는 회원들을 사랑하는 신의 도구임을 기억한다.

- 요가지도사로서 나는 회원들을 더 깊이 이해하려고 한다.

- 요가지도사로서 나는 회원들의 잠재력을 창의적으로 이끌어 낸다.

- 요가지도사로서 나는 나 자신과 회원들에게 감사함을 느낀다.

- 요가지도사로서 나는 밝은 표정으로 회원들을 반갑게 맞이한다.

- 요가지도사로서 나는 프로 정신으로 늘 탐구한다.

- 요가지도사로서 나는 늘 나의 생각과 정서, 행동을 알아차린다.

- 요가지도사로서 나는 고요하나 에너지가 넘친다.

- 요가지도사로서 나는 겸허하나 자신감이 넘친다.

- 요가지도사로서 나는 다른 선생님을 존중하며 배운다.

- 요가지도사로서 나는 나의 일과 일터를 사랑한다.

- 요가지도사로서 나는 지금 이 순간 세상의 행복에 기여하고 있다.

3부 What

요가전문지식

1. 요가 이론의 필요성

수업주제 1. 요가 이론의 중요성 및 제시방법

나의 경우는 어떤가?

Q. 요가지도를 할 때 요가에 관한 이론을 아는 것이 필요하다고 여기는가?
만약 그러하다면 왜 그러하며, 만약 그러하지 않다면 왜 그러한가?

Q. A강사는 요가에 관한 이론을 전혀 언급 없이 요가수업을 진행하고,
B강사는 요가에 관한 이론을 틈틈이 설명하면서 요가수업을 진행한다
고 가정할 때, 당신은 어떤 강사의 수업을 선택하고 싶은가?
자신이 선택한 이유는 무엇인가?

Q. 만약 당신이 요가수업에서 틈틈이 요가 이론을 언급하고 싶다면 어떻게
전달하고 싶은가?

1. 요가지도 할 때 요가에 관한 이론을 알아야 하는 이유는 무엇인가?

- 요가지도사가 전문성을 가진 것 같아 신뢰감을 준다 (요가지도사에 대한 신뢰감).
- 요가자세, 호흡법 등 수련법에 대한 과학적 설명(해부학, 생리적 관점)을 함으로써 요가의 효과성에 대한 믿음을 줄 수 있다(요가에 대한 신뢰감).
- 요가자세의 산스크리트어 명칭의 의미나 유래를 설명함으로써 아사나에 대한 흥미를 유발시킬 수 있다(수업동기 부여).
- 요가에 관한 전반적인 지식을 제공함으로써 회원으로 하여금 지적 호기심을 자극하여 동기부여를 할 수 있다(수업동기부여).
- 회원이 요가에 대해 오해하고 있는 부분을 바르게 인식하도록 설명할 수

있다(요가에 대한 바른 인식을 가지게 함).

- 회원 개인의 성향을 고려하여 지도할 수 있게 한다. 회원에게 초점을 맞춘 수업을 안내할 수 있다.
- 회원의 질문에 대처하는 능력을 가지게 한다. 질문을 받을 때 질문에 대한 답을 적절하게 해줄 수 있다.
- 요가를 정확하게 안내할 수 있다. 아사나 및 쁘라나야마의 효과, 실시방법, 유의점 등을 정확하게 안내 함으로써 요가 사고를 예방할 수 있다.
- 요가에 대한 이론적인 지식을 앎으로써 몸으로 체득하는 경험을 통합하고 깊게 한다. 어떤 체험들이 무엇 때문에 일어나는지를 이해시킬 수 있고, 그 체험을 통하여 더 깊은 차원으로 자신을 통찰할 수 있도록 한다.
- 요가에 관한 이론을 통하여 무엇을 어떻게 지도할 것인지 프로그램 구성 능력을 향상시킬 수 있다. 예를 들어 아사나만을 알 경우 아사나만을지도할 것이며, 쁘라나야마도 안다면 쁘라나야마도 수업에 포함시킬 것이다. 통합적인 관점에서 프로그램을 구성할 수 있는 능력을 가지게 한다.

- 요가지도 방법에 대한 철학을 가지게 한다.
  샹키야: Sat, Cit   -----------l   Nivritti(금욕주의) – 몸에 대한
  베단타: Sat, Cit, Ananda   -------l   비동일시
  탄트라: Sat, Cit, Ananda, Kriya -- Pravritti(세속개입) – 몸은 도구이며
                                                              몰입 강조
- 요가지도사로서 스스로 자신감을 가질 수 있게 한다.
- 회원들이 깊이 체험할 수 있도록 안내할 수 있다. 신체적 차원에서 경험하는 것을 심리적, 영적 차원으로 연결하게 할 수 있다. 다음은 요가 이론을 활용함으로써 심리적, 영적 차원으로 이해하게 하는 예시이다.

예시1
"요가의 어원은 유즈이며, 유즈는 결합하다 묶다, 합일하다는 의미이다. 합일은 몸, 마음, 영혼을 하나 되게 하는 것을 의미한다." 라는 안내는 회원들로 하여금 요가가 단순히 몸의 건강과 아름다움을 위한 것이라고 여겼는데 요가에 대한 이해 폭이 넓어짐으로써 요가수업을 통하여 더 깊이 체험할 수 있게 한다. 또는 요가가 심신의 통합이라는 것을 이해함으로써, 요가자세가 미치는 심리적, 정서적인 영향을 자각하게끔 한다.

예시2

수리야 나마스카라(태양경배 자세)를 지도할 경우, 태양경배에 대한 이유 없이 자세 위주로 지도하는 것과 태양의 의미를 이야기하고 자세에 대한 설명을 할 경우의 차이는 다를 것이다. 회원들로 하여금 태양이 자신의 참나임을 이해하고 참나에 대한 경배를 하듯이 요가자세를 할 경우, 자세에 대한 자각과 몰입이 한 층 더 깊어지게 된다.

예시3

촛불 트라타카를 할 때 그냥 촛불을 응시하게 할 때 보다, 불이 가지는 상징을 설명하고 응시하게 하는 것이 영적 차원에서 도움이 된다. 촛불 트라타카가 하타요가의 정화법이면서 라자요가에서는 감각철회와 집중법에 해당됨을 이해함으로써 촛불 트라타카의 생리적 차원의 효과뿐만 아니라 심리적 효과를 이해하도록 돕는다.

예시4

명상을 할 때 손의 무드라인 찐무드라 혹은 갸나무드라에 대한 의미를 이해하고 손가락이 상징하는 것을 자각하게 하면서, 에너지 흐름을 미세하게 느낄 수 있게 한다.

2. 요가수업 때 요가 이론은 어느 단계에서 어떤 내용이 적절한가?

 1) 요가수업의 도입 단계에서 설명하는 것이 적절한 경우

   요가에 대한 철학, 요가의 필요성, 요가에 대한 이해, 아사나, 호흡법 및 명상의 개념 등 전반적인 개념을 설명할 때이다. 그 이유는 오늘의 수업 주제와 연결되고, 동기부여를 가지게 하기 때문이다. 예를 들어 오늘의 수업주제가 소화를 가져오도록 하기 위해서이며, 시작을 바즈라 아사나에서부터 먼저 시작하겠다고 할 경우, 바즈라 아사나가 어떻게 소화를 돕는 자세인지를 설명하면 동기부여가 될 수 있다.

 • 개념을 설명할 때 가능한 강사 자신이 경험하였던 사례 중심으로 설명하면 보다 효과적이다.

- 수련을 하면서 생길 수 있는 상황을 미리 이야기해주는 것도 좋다. 예를 들면 아사나를 할 때 자신도 모르게 방귀가 나올 수도 있는데, 이것은 생리적인 현상으로서 자연스러운 것이라는 것을 미리 설명하게 되면 회원이 그런 체험을 할 때 덜 쑥스러워하게 된다. 실제로 요가수련을 하다가 방귀를 뀌게 되었는데 다른 회원들이 웃어서 그 이후로 요가센터를 다니지 않게 되었다고 하는 회원이 있다.

- 수련을 시작하기 전에 유의해야 할 사항을 설명한다. 즉,
  - 타인과 비교하지 않고 자신에게만 몰입하도록 안내한다.
  - 요가 사고를 예방하기 위하여 자신이 할 수 있는 만큼만 하되, 자각하도록 안내한다.
  - 자세를 교정하기 위하여 필요할 경우 도구사용이나 신체접촉을 통하여 교정할 수 있음을 미리 알려준다.
  - 특별한 안내가 없는 한 가능한 호흡을 참지 않도록 안내한다.

2) 전개 부분에서 안내 할 수 있는 이론

아사나의 효과나 유의점, 호흡법을 설명할 때, 새로운 요가자세를 설명할 때, 아사나 명칭의 의미, 요가수업의 난이도를 더 깊게 할 때(예, 차크라, 나디, 프라나 등의 설명)이다.

- 아사나의 효과를 설명할 때 도움이 되는 경우는 회원이 어려운 자세라고 여겨지거나, 회원에게 필요한 자세라고 여겨 동기부여를 할 때이다.
- 아사나의 산스크리트어 명칭에 관해서 설명을 할 경우, 요가에 대한 호기심을 유발할 수 있다. 산스크리트어 명칭으로 된 아사나 이름을 들었을 때 회원의 입장에서 보면 요가지도사가 전문가라는 인식을 가지는 경우가 있다. 하지만 매번 모든 아사나마다 산스크리트어 명칭을 사용할 경우 오히려 동기부여를 떨어뜨릴 수 있으므로 적절하게 사용한다.

3) 마무리 단계에서 설명하는 것이 적절한 이론

- 질문에 대한 응답을 할 때
- 회원 개인에 대한 피드백을 할 때

4) 회원 등록 후 첫 수업 전에 설명하는 것이 적절한 이론

　회원 면담시 혹은 회원 등록 후 첫 수업을 시작하기 전에 회원이 알아야 하는 요가의 사전 지식은 다음과 같다.

- 요가수련 시 유의사항을 주지시킬 필요가 있다. 이때 너무 장황하게 주의를 주게 되면, 요가는 지켜야 할 것이 너무 많다고 여겨 귀찮게 생각할 수 있다. 가장 지켜야 할 몇 가지 정도만 유의할 수 있도록 한다.
- 어떤 사람은 요가에서 사용되는 몇몇 행법(무드라, 만트라 등)과 산스크리트어 이름을 종교로 오해하는 경우가 있으므로, 회원 면담 시 종교와 상관없이 이루어지는 것이라는 것을 이해시켜 줄 필요가 있다. 간혹 인사로서 "나마스떼"라고 할 때조차도 어떤 회원은 그것이 종교적인 행위로 오해하는 경향이 있었다. 또한 손을 가슴 앞에 모으고 인사하는 것이 마치 불교의 이미지를 연상하게 한다는 피드백도 있다.

3. 요가 이론을 제시하는 방법

- 도입 단계에서의 요가 이론은 2~3분 정도 안내하는 것이 적절하다. 회원의 욕구를 고려하여 시간의 길이를 조절하는 것이 효과적이다. 어떤 회원은 요가에 대한 전반적인 이론을 듣기를 좋아하는 회원이 있는가하면, 1~2분도 불필요하다고 생각할 수도 있기 때문이다. 처음 요가를 접하는 회원일수록 짧게 하는 것이 좋다.
- 요가 이론의 난이도를 보았을 때 처음에는 쉬운 것부터 단계적으로 설명하는 것이 좋다. 또한 다섯 가지 몸(panch kosha)의 관점에서 볼 때 가장 현시적인 몸인 육체에 관한 이론부터 설명하는 것이 좋다. 대체로 아사나와 연관되어 있기 때문이다.

- 명료하게 쉽게 설명한다. 예를 제시하면서 설명하는 것이 좋다.
- 그날 수업의 내용과 연관된 것을 설명한다.

Tip :
1. 많은 내용을 전달하지 않는다. 주제마다 내용이 다양하면 기억하기 어려우며, 집중력이 떨어진다.
2. 요가에 대한 객관적 지식과 자신의 주관적 이해를 적절하게 조화시켜 설명한다. 어떤 강사는 자신이 이해하지 않은 채 책에 있는 그대로 전달하려고 애쓰는 경우도 있으나 회원의 입장에서 보면 말에 생명력이 빠져 있을 수 있다. 반대로 어떤 강사는 지나치게 자신이 생각하고 있는 요가를 풀어내려고 한다. 자신이 소화한 요가 이론이 객관적인 관점을 벗어난다면 이 또한 주입되기 쉽다.
3. 어려운 용어(산스크리트, 추상적 용어 등) 사용을 가급적 자제하고, 쉽게 설명하며, 자신의 경험을 토대로 설명할 경우 효과적이다.

매력적인 요가지도사를 위한 성찰 코너

1. 나는 요가지도 할 때 요가에 관한 지식의 필요성 및 중요성을 이해하고 회원들에게 전달할 수 있다.
2. 나는 요가지도 할 때 요가에 관한 지식을 제시하는 방법을 안다.

활동코너. 요가의 이론을 설명하기

요가 이론의 필요성과 중요성을 인식하였다면 이제 실제로 요가수업 장면을 설정하고 각 대상에 맞게 하나의 주제를 선정하여 2분 정도 설명해보는 훈련을 한다. 예를 들어 초등학생들을 대상으로 요가가 무엇인가(주제1)에 대하여 설명해보며, 요가가 왜 필요한지를(주제2), 고려해야 할 사항이 무엇인지(주제3), 요가를 하게 되면 어떤 효과가 있는지(주제4)에 대해 설명해본다. 이렇게 한 주제에 대해 약 2분 정도 스피치 훈련을 해본다. 그 다음 청소년을 대상으로 같은 방법으로 훈련을 해봅니다.

대상 : 초등학생들을 대상으로
        청소년(중, 고등학생)을 대상으로
        다이어트가 필요한 20대 여성을 대상으로
        건강에 관심 있는 일반인을 대상으로
        삶의 의미를 찾고 싶어 하는 일반인을 대상으로

주제 : 1) 요가란 무엇인가?
        2) 요가가 왜 필요한가?
        3) 요가 수련을 할 때 고려해야 할 사항은 무엇인가?
        4) 요가의 효과는 무엇인가?

2. 프로그램의 구성

좋은 프로그램을 구성하는 것이 요가의 전문지식에서 무엇보다 중요하다. 같은 수업시간이라도 프로그램의 구성이 어떠한가에 따라 강의 효과가 많이 달라질 수 있다. 또한 좋은 프로그램은 요가 사고를 예방할 수 있다. 여기서는 프로그램을 구성하기 위해 어떤 조건을 고려해야 하는지, 프로그램에서 구성되어야 하는 도입, 전개, 마무리 과정에 대해서 살펴볼 것이다.

수업 전 : 기존 회원의 경우 수업 전 개별적인 이완 및 명상, 네티 등을 할 수 있다.

수업주제 1. 요가프로그램 도입 단계

> **나의 경우는 어떤가?**
>
> Q. 요가지도를 할 때 나는 수업을 어떻게 시작하는가?
> Q. 회원으로서 요가수업을 받을 때 오늘의 수업주제를 아는 것이 도움이 되는가?
> Q. 만약 도입 단계가 적절한 요가지도사와 도입 단계 없이 바로 수업을 시작하는 요가지도사가 있을 경우 당신은 어느 강사로부터 수업을 받고 싶은가?

1. 도입 단계란?

요가프로그램의 도입 단계는 요가수업 시작에서부터 본 수업이 진행될 때까지를 의미한다. 수업이 시작되고 있음을 알리는 의식(ritual)이며, 회원으로 하여금 수업에 몰입할 수 있는 마음자세 또는 마음의 준비를 고취시키는 단계이다. 도입 단계에서는 요가지도사로 하여금 자신이 요가수업을 어떻게 시작하는지를 살펴보게 하며, 도입 단계가 잘 진행될 때 본 수업 또한 잘 진행이 됨을 이해하도록 한다.

2. 요가수업에서의 도입 단계가 필요한 이유

- 신뢰감(rapport) 형성을 위하여
- 이완을 위하여(강사 및 회원 모두)
- 깊은 교감을 나누기 위하여
- 수업의 방향성(주제, 목표)을 위하여
- 동기부여를 위하여
- 요가에 대한 사전지식 전달을 위하여
- 요가 수련 시 사고의 예방을 위하여(유의사항 전달을 통하여)

3. 도입 단계에 소요되는 시간

강사마다 조금씩 차이가 있지만 아래의 내용들을 모두 실시할 경우 약 5분 정도가 소요된다. 도입 단계에서 너무 많은 시간이 소모되면 수업자체가 지루하게 여겨질 수 있으며, 아사나 위주의 수업을 생각하고 온 회원들은 아사나 수업이 빨리 진행되지 않아 불평 할 수 있다. 어떤 강사는 빠완묵따사나 혹은 몸풀기 자세를 도입 단계에 포함시키는데, 여기서는 본 프로그램으로 구성된다.

4. 도입 단계에 포함하면 좋은 내용

인사
- 밝고 화사하게 하되, 부담되지 않게 한다.
  인사를 할 때 회원과의 친밀감 정도와 회원의 성향을 고려할 필요가 있다. 예를 들면, 회원의 성격이 내향적이거나 아직 요가지도사와 친밀감을 형성하지 않은 단계라면, 밝게 인사하되, 그 친밀감의 정도를 적절하게 조절할 필요가 있다. 요가센터에 다닌 지 몇 개월이 지난 회원이라 하더라도 성격이 내향적일 경우, 엊그제 들어온 외향적인 회원보다 인사하는 것이 더 소극적으로 보일 수도 있다.

- 회원을 존중하는 태도로 인사한다.

  회원을 무시하거나 가볍게 여기는 태도는 삼간다. 모든 생명체는 자신이 존중받고 사랑받기를 원한다는 것을 염두에 두자.

- 신체적 언어와 목소리를 자각한다.

  강사의 목소리는 민감하게 회원에게 전달될 수 있다. 미소는 짓고 있지만 목소리가 긴장되어 있지 않은지 자각한다.

- 인사의 내용도 상황에 따라 고려한다.

  늘 똑같은 멘트로 인사하기보다 가끔 다양한 방법으로 인사하게 될 경우 신선하고 새로운 느낌을 창출할 수 있다.

OM 찬팅(옴 만트라와 샨티 만트라)

옴 찬팅과 샨티 만트라는 강사마다 다를 수 있다. 요가를 깊이 이해하고 있는 오래된 회원들에게는 옴과 샨티 만트라의 의미가 충분히 전달되었을 경우 효과적이라 본다. 만약 신입회원에게 아무런 설명도 없이 옴 찬팅을 할 경우 거부반응을 가져다 줄 수 있다. 자신에게는 익숙하더라도 회원들의 입장에서 배려할 필요가 있다.

수업주제와 수업목표

수업주제나 수업목표를 선명하게 전달할수록 동기부여와 그 효과는 크다고 본다. 수업주제는 그 수업에서 다루게 되는 핵심내용을 나타내는 것이라면, 수업목표는 회원이 달성해야 할 목표이다. 요가수업을 하면서 회원이 무엇을 배워야 할지를 고려하고 수업을 하는가? 아니면 자신이 오늘 준비한 수업내용은 무엇에 초점을 두기보다 그냥 생각나는 대로 구성한 것인가? 즉 그날의 수업주제를 염두에 두고 지도하는지를 살펴보아야 한다.

수업목표는 회원으로 하여금 성취할 내용이다. 수업목표를 세우기 위해서는 몇 가지 원칙이 있다. 즉 수업목표는 수업내용(주제)을 최종 행동으로 나타내어야 한다. 구체적이고 실용적이어야 한다. 즉 실현가능하고 측정 가능한 것이어야 한다. 수업주제는 내용을 나타낸다면 수업목표는 수업주제를 들은 후 회원이 무엇을 할 수 있는가를 구체적으로 제시되어야 한다. 사실 내가 무엇을 가르쳤는가보다 회원이 무엇을 할 수 있는가가 더 중요하다. 그럴 때 학습동기가 향상된다. 수업목표는 회원이 요가를 수련하고자 하는 목표와 일치 할수록 좋다.

수업 목표 = 수업 내용(주제) + 최종 행동(동사)

수업주제는 회원의 욕구를 반영하고 거기에 따른 프로그램을 구성할 수 있게 하므로 중요하다. 의외로 많은 강사들이 수업주제 없이 막연하게 요가를 지도하는 경우가 많거나 다이어트 위주의 프로그램을 구성하는 경우가 대부분이다. 다이어트 프로그램도 과학적이고 통합적인 관점이기 보다는 특정신체부위에만 초점을 두는 경향이 있다.

수업주제를 포괄적으로 이해하기 위하여 인체에 대한 전반적인 지식을 이해할 필요가 있다. 다음은 수업주제의 예이다.

특정 신체부위의 강화 : 신체의 미, 건강과 다이어트에 강조
- 심장과 혈관건강
- 뇌의 건강
- 신경계의 건강
- 뼈, 관절, 근육의 건강 :
  골반 강화를 위한 요가
  허리강화를 위한 요가
  척추강화를 위한 요가
  다리 근육의 피로를 푸는 요가
  복부근육의 강화를 위한 요가
  어깨, 팔, 상체를 위한 요가 등.
- 폐의 건강
- 소화기관의 건강
- 성 기관의 건강
- 감각기관의 건강
- 면역체계의 건강
- 호르몬의 건강

신체 질병의 예방 및 완화
- 여성의 생리통에 좋은 요가
- 변비 예방과 치료를 위한 요가
- 두통에 좋은 요가
- 요통 예방과 치료를 위한 요가
- 관절염 예방을 위한 요가 등

심리적 차원의 효과를 위한 요가
- 집중력 향상을 위한 요가
- 스트레스 해소를 위한 요가
- 불안해소를 위한 요가
- 불면증 해소를 위한 요가 등

동기부여

동기는 행동을 유발하고 방향을 제시하며 유지시키는 내적상태를 의미한다. 동기유발은 사람들의 취향에 따라 다를 수 있다. 굳이 나누어보자면, 신체건강과 신체의 아름다움에 관심이 많은 회원들에게는 몸과 관련된 의학적 정보를 주면서 동기를 유발시킬 수 있다. 스트레스 해소나 심리적 안정을 취하고자 하는 회원들에게는 마음의 고요와 이완을 가져다 줄 수 있는 동기부여가 좋다. 요가지도사는 그 이외 여러 분류를 나누어 동기를 가지도록 하는 자료를 모아서 회원들에게 제공할 필요가 있다.

- 회원의 요가수업의 목표(요가를 배우고자 하는 동기, 욕구)와 수업주제를 고려한다. 만약 회원이 요가를 수련하고자 하는 이유와 목표가 다이어트에 있을 경우, 회원의 수업목표를 존중하되, 수업주제를 다양하게 적용시킬 수 있다. 예를 들어 오늘의 수업주제가 혈액순환일 경우, 혈액순환이 다이어트에 어떻게 도움이 되는지를 이야기한다. 또 다른 예로서, 수업주제가 이완일 경우, 다이어트와 이완과의 관계 혹은 수면과 다이어트의 관계를 이야기함으로써 동기부여를 할 수 있다. 물론 과학적인 증거자료를 제시할 경우 보다 효과적이라 본다.
- 오늘의 수업을 통하여 예상되는 효과를 미리 간단하게 안내하여 동기부여를 할 수 있다.

- 수업주제와 동기부여의 순서는 바뀔 수 있다. 동기부여를 한 다음 수업주제를 마무리할 수 있다.

유의점을 말해주기
- 무리하지 않기
- 남들과 비교하지 않고, 자신에게만 몰두하도록 한다.
- 무조건 유연하게 하려고 하지 않고 어떤 자세이든 정확하게 하도록 한다.
- 자신의 동작과 호흡, 감정을 자각하도록 한다. 어떤 자세에서든 강사의 특별한 안내가 없는 한 호흡을 멈추지 않는다.
- 수업에서 다루게 되는 주요 자세들을 할 때의 유의사항을 언급할 수 있다. 이는 각 아사나에 대한 유의사항이라기 보다는 주요 자세들의 공통되는 유의사항을 의미한다.

간단한 명상의 실시
명상을 실시하고 하타요가 수업을 시작하는 경우와 명상을 하지 않고 바로 하타요가 수업을 실시하는 경우의 효과는 차이가 있다. 명상을 하고 아사나를 실시할 경우 회원들이 보다 자신에게 몰두하게 되며 에너지가 모아진다는 말을 듣게 된다. 명상을 실시하는 이유는 몸과 마음을 이완하고 에너지를 고요히 내면화하기 위해서이다. 명상을 통해서 회원들은 스스로 수업을 위한 준비를 하게 된다.

몸풀기 아사나를 하지만 몸풀기 이전에 몸을 이완할 수 있는 방법은 신체 주요 부위를 자각하거나 몸의 감각을 자각하는 명상법이 도움이 된다. 호흡 명상법은 이다와 핑갈라 에너지를 조화롭게 하여 좀 더 수업에 몰입할 수 있기 위해서이며, 몸과 마음을 이완하기 위해서이다. 소리자각 명상은 강사의 목소리에 보다 깨어있게 하는 훈련이 될 수 있다. 또한 신체내부기관에서 일어나는 소리 자각이나 호흡과 동시에 일어나는 소리를 자각함으로써 몸의 변화를 알아차리고, 아사나를 할 때 호흡의 리듬이 조화를 이루고 있는지 또는 호흡이 거칠어져 있는지를 자각할 수 있는 훈련이 된다.

- 호흡 명상법 : 자연호흡, 복식호흡, 신체를 통한 교호호흡 명상 등
- 신체감각 명상법 : 신체전체 감각자각 명상, 신체 주요 부위의 의식순환 등

- 소리 명상법 : 주위 소리의 자각, 신체내부기관의 소리자각, 호흡소리자각 등
- 기타 명상법 : 위의 명상법을 서로 연결시켜 안내할 수 있다.

명상법을 안내할 때는 그날의 수업주제와 일치될수록 도움이 된다. 예를 들어 오늘의 수업주제가 척추정렬에 초점을 둔 것이라면 척추를 자각하는 명상법이나 차크라를 알 경우 차크라의 각 포인트를 자각하는 명상법을 활용하면 도움이 된다. 또 다른 예로서, 복부를 강화하는 것이 수업주제이라면 복부에 주의를 두고 호흡이나 신체감각을 자각하는 명상법이 효과적이다.

참고. 도입 단계에서의 사바아사나 및 쁘라나야마

도입 단계에서 사바아사나로 몸을 이완한 후 실시하는 요가전통도 있다. 주로 시바난다 요가 및 그 영향을 받은 비하르요가의 경우가 그러하다. 스트레스가 많거나 업무로 피로한 직장인을 대상으로 지도할 경우 먼저 사바아사나로 2~5분 정도 이완하는 것도 도움이 된다. 또는 산만한 아이들을 대상으로 지도할 경우 2~3분 정도 사바아사나로 이완시킬 경우 효과적이다.

사바아사나로 이완 후 다시 명상자세로 앉아 간단한 쁘라나야마를 실시하는 경우도 있다. 대체로 아사나 수련이 끝난 후 쁘라나야마를 실시하도록 권하고 있으나 때로는 간단한 쁘라나야마를 실시할 수도 있다. 쁘라나야마를 먼저 할 경우, 아사나할 때 호흡자각에 더 쉽게 몰입할 수 있었다는 회원도 있다.

---

5. 도입 단계의 안내 예시

안녕하세요? 시원한 계곡에 발을 담그고 싶을 정도로 더우시죠? 여름 바캉스를 대비해 오늘 수업은 복부근육을 강화하는데 초점을 두겠습니다(**수업주제**). 복부근육을 강화하게 되면 복부 내의 내장기관을 자극하게 되어 그 기능을 원활하게 합니다. 또한 허리가 안 좋은 분들도 복부근육이 강화되면 척추를 받쳐주는 근육이 강화되어 허리를 튼튼하게 만듭니다. (다이어트에

관심 있는 사람이라면) 복부근육을 강화시킴으로써 피하지방[5]과 내장지방을 감소시키게 됩니다(**이 수업을 통해 예상되는 효과설명**). 보다 효과적이기 위해서는 자세마다 복부에서 어떤 자극이 오는지를 몰입하여 실시하지만 무리하지 않습니다(**유의사항**). 오늘 수업을 통해서 복부 건강에도 주의를 기울이시고 복부근육을 강화하는 자세 2가지 정도는 집에서 혼자서도 할 수 있도록 합니다(**수업목표 제시**).

잠시 눈을 감고 복부를 이완하는 명상을 하도록 하겠습니다. 자신의 의식을 복부에 두고 피부에서 느껴지는 신체감각을 알아차리도록 합니다. 숨을 마시고 내쉴 때 마다 일어나는 복부의 움직임을 함께 알아차립니다(**일정한 휴식**). 이제 피부 안쪽 깊숙이 의식을 두고 복부 내부 기관에서 느껴지는 감각을 알아차립니다(**간단한 명상 실시**). 양쪽 손바닥을 따스하게 비벼 눈꺼풀 위에 손바닥을 가져갑니다. 이제 눈을 뜨고 다리를 뻗습니다. 의식을 두는 순간, 세포가 활성화되어 불필요한 지방을 태운다고 상상해봅니다. 날씬해진 자신의 복부를 상상하면서 이제 요가자세를 하겠습니다(**동기부여 혹은 흥미 유발**).

매력적인 요가지도사를 위한 성찰 코너

1. 도입 단계의 중요성과 내용을 설명할 수 있다.
2. 도입 단계를 실제로 안내할 수 있다.
3. 도입 단계에 해당되는 수업주제와 동기부여를 적절히 할 수 있다.
4. 수업주제와 일치하는 명상법을 안내할 수 있다.

---

[5] 나의 뱃살은 피하지방형인가? 내장지방형인가? 피하지방형은 복강 밖 배의 피부 밑에 지방이 축적되는 것으로 복강과 배의 피부 사이 두께가 두꺼워지는 형태를 말하며, 주로 성장기에 있는 청소년 혹은 젊은 여성들에게 많은 유형이다. 반면 내장지방형은 위 주변의 막과 복강 내부 내장 사이를 가르는 장간막에 지방이 쌓여 살이 찐 것을 말하며, 잘못된 식생활과 무절제한 생활, 과도한 스트레스, 운동 결핍 등으로 인하여 기초대사량이 저하되어 있는 중년의 남성과 여성에게 주로 나타나며, 성인병의 발병률과 아주 밀접한 관계가 있다. (체성분 분석 결과표 안내 설명서에서 참조)

활동코너. 도입 단계 안내하기

아래의 주제로 도입단계를 안내하는 훈련을 해봅니다.

수업주제: 복부근육의 강화

인사:
수업주제:
동기부여(수업의 효과):
수업목표:
유의점:
명상안내:
동기부여(흥미유발):
예상되는 아사나 및 호흡법:

수업주제 2. 요가프로그램 마무리 단계

요가프로그램의 마무리 단계는 요가수업의 마지막 단계를 의미한다. 수업이 끝나고 있음을 알리는 의식(ritual)이며, 회원으로 하여금 수업을 통하여 그 효과를 다시 느끼게 하는 단계이다. 즉, 수업을 통하여 좋은 에너지, 자신에 대한 사랑, 존중심, 감사하는 마음 등을 유지시키고 고취시키는 단계이다. 또한 그 날 수업을 통한 효과가 일상 속에서도 유지가 될 수 있도록 하는 단계이다. 마무리 단계에서는 요가지도사로 하여금 자신이 요가수업을 어떻게 마무리 하는지를 살펴보게 하며, 마무리 단계가 잘 진행될 때 그날의 수업 전체의 만족도를 향상시킴을 알게 된다.

나의 경우는 어떤가?

Q. 요가지도 할 때 나는 수업을 어떻게 마무리 하는가?

Q. 회원으로서 요가수업을 받았을 때 수업의 마무리를 알 수 있었는가?
   만약 그러하다면 무엇을 통해 그날 수업의 마무리를 알 수 있었는가?

Q. 요가지도 할 때 마무리가 필요한가? 만약 그렇다면 왜 그러한가?

---

1. 요가수업에서의 마무리 단계가 필요한 이유

- 수업이 마무리됨을 명료하게 인식하기 위하여
- 오늘 수업에 대한 주제 및 효과를 다시 한 번 더 이해함으로써 수업에 대한 만족도를 강화시키기 위하여
- 다음 수업에 대한 안내를 통하여 기대감, 호기심, 동기유발을 위하여
- 질문의 기회부여로 궁금증 및 의문을 해소하기 위하여
- 피드백의 기회부여 및 필요할 경우 개인별 과제부여를 위하여
- 마무리 이완 및 명상의 상태를 유지하기 위하여 또는 의식 확장을 위하여 (자비명상, 기도를 통하여)
- 긴장감 없이 마무리하게 되며, 에너지를 내면으로 모으기 위하여

- 갑작스런 외부세계와의 접촉으로 인한 사이킥 혼란을 예방하기 위하여
- 일상생활 속에서의 요가수업의 효과를 유지하기 위하여

2. 마무리 단계에 소요되는 시간

요가지도사 개인마다 조금씩 차이가 있지만 아래의 내용들을 모두 실시하는데 있어서 약 5분 정도 소요된다. 어떤 강사는 마무리 단계에 아사나 실시 후의 사바아사나를 포함시키고 있지만 여기서는 본 프로그램으로 구성되며, 마무리 단계는 수업을 마무리하기 위하여 명상자세로 앉아서 마칠 때 까지를 의미한다.

학생들에게 자신이 수업을 받을 때, 수업의 마무리가 사바아사나로 끝날 때와 명상자세로 앉아서 끝나는 것 중 어느 것을 선호하는지를 물어본 결과, 대체로 앉아서 명상자세에서 수업 마무리하는 것을 선호하였다. 명상자세로 마무리할 경우 좋은 점은 척추를 반듯하게 세움으로써 각성된 에너지가 각 차크라를 통하여 상승할 수 있도록 하는 효과도 있다. 모든 것에서 예외는 있기 마련이다. 간혹 사바아사나에서 명상자세로 앉도록 안내하여도 깊은 이완으로 잠들어 안내자의 말을 놓칠 경우, 사바아사나에서 그대로 휴식하도록 두는 경우도 있다.

3. 마무리 단계에 포함되면 좋을 내용

명상자세로 앉기
- 사바아사나에서 스트레칭한 후 (또는 옆으로 누운 자세에서 잠시 이완한 다음), 명상자세로 앉는다.
- 어느 방향으로 돌아누워 앉을 것인가에 대하여 여러 의견이 있다. 이는 에너지의 흐름과 관련이 되기 때문이다. 대체로 하타요가를 통하여 각성된 에너지를 내면으로 고요하게 거두어들이기 위하여 이다 나디를 활성화하는 방향으로, 즉 오른쪽 방향으로 돌아누워 왼쪽 콧구멍이 위로 올라오도록 하는 것이 전통적인 방법이다.
- 누워서 깨어날 때 외부세계와의 접촉을 충분히 하도록 준비하게 한다.
- 수련을 통해 각성된 에너지를 흩어지지 않도록 척추를 반듯하게 세움으

로써 에너지가 수슘나와 차크라를 통과하여 사하스라라 차크라에 이르게 한다.

간단한 명상 안내

아래의 내용은 모두 안내할 필요가 없으며, 상황에 따라서 적절하게 안내하면 좋다.

- 그날의 수업주제와 연관시켜 명상을 안내 할 수 있다. 예를 들어 아나하타 차크라를 활성화하기 위한 것이었다면 아나하타 차크라를 다시 자각하게 함으로써 아나하타 차크라에 명상할 수 있다.
- 호흡명상, 신체감각명상 등
- 상칼파의 안내: 상칼파는 자신의 소망을 이루고자 하는 다짐이다. 이는 여러가지 비전교육과도 연관되어 있으며, 삶의 방향을 찾을 수 있도록 하고, 의지력을 강화시키는 방법이기도 하다. 이완되어 있을 때 마음속으로 반복하는 것이 효과적이다. 자신이 원하는 바를 하나의 문장으로 만들어 세 번 반복하도록 한다. 때로는 시각화가 잘 되는 사람일 경우, 자신이 원하는 것을 이룬 모습을 상상하면서 상칼파를 반복할 수 있다.
- 수련의 효과를 자각하는 명상을 할 수도 있다. 복부강화가 수업주제였을 경우 자신의 복부근육과 내부 기관이 강화된 느낌을 가지고 그 부위를 자각하는 명상을 할 수 있다.
- 주요 아사나에 대한 시각화 : 그날 새롭게 실시한 아사나를 시각화함으로써 아사나의 효과를 강화할 수 있다. 이완된 상태에서의 시각화는 의식차원의 마음뿐만 아니라 잠재의식 차원에서 깊이 전달이 되기 때문에 보다 효과적이다. 그날 수업에 했던 모든 아사나를 시각화하는 것은 시간이 걸릴 수도 있기 때문에 그날의 수업목표를 이루는데 가장 도움이 되는 아사나를 1~2개 정도 시각화하는 것이 좋다. 또는 무엇을 배웠는지를 자유롭게 시각화할 수 있다.

다음 수업 안내

다음 시간에 무엇을 할 것인지를 미리 이야기하는 경우도 회원으로 하여금 흥미를 유발시키게 한다.

다음날에 예상되는 신체의 증상에 대한 안내

아사나가 신체에 나타나는 여러 가지 근육의 통증에 관하여 이야기하는 것도 회원의 입장에서 도움이 되며, 강사의 입장에서는 오랜 경험과 전문가라는 느낌을 줄 수 있다.

마무리 인사

- 자비명상: 모든 존재의 행복과 평화를 기원한다.
- 감사기도: 자신과 타인 또는 어떤 상황에 대해 감사함을 표현한다.
- 옴 찬팅: 옴 찬팅의 의미를 이해하고 있거나 자연스럽게 수용이 될 경우 실시한다.
- 일상적인 인사: 특별한 행사나 상황을 고려하여 인사를 한다.

파밍(palming)

수업이 끝날 때 파밍을 하는 이유는 갑작스럽게 눈을 뜨지 않기 위해서이며, 빛으로부터 눈을 보호하거나 외부세계와의 안전한 접촉을 위해서이다.

개인 피드백 (그룹 수업을 마무리 한 후 실시)

- 회원이 진실하게 수련할 경우 칭찬을 한다.
- 회원이 기대하는 만큼 진보가 없을 경우 격려, 지지를 한다.
- 수업 중 틀린 요가자세에 대하여 개별적으로 교정을 해주는 것도 좋다.
- 개인적인 질의와 응답 시간을 가진다. 질문의 유형은 대체로 수련 시 일어나는 체험에 대한 질문이나 자세나 호흡법 등 기법 그 자체에 대한 질문이 있다. 체험에 대한 질문일 경우 자신의 체험이 맞는지 혹은 틀렸는지 궁금해 한다. 이때 맞고 틀렸다고 판단하기 보다는 무엇 때문에 그런 현상이 일어나는지를 객관적으로 설명할 필요가 있으며, 강사 자신이나 다른 회원들의 경험을 통해서 설명할 수 있다. 중요한 것은 회원의 체험에 대해 비판적인 태도로 피드백을 하지 않는다. 기법 자체에 대한 질문일 경우, 정확하게 이해할 수 있도록 다시 안내할 필요가 있다.
- 집에서 할 수 있는 자세를 개별지도 한다. 이때 개인 맞춤요가가 필요한 회원이거나 회원이 원할 경우 안내한다. 회원은 준비되어 있지 않은데 강사

가 열정이 넘쳐서 가르치고자 할 때 회원이 부담을 느끼게 되어 비효과적이다.

참고. 사바아사나를 마친 후 다시 아사나를 안내하는 경우

   평소 에너지를 내면화하기 힘들거나 단지 신체의 움직임에 초점을 두는 강사의 경우, 또는 자신이 동작을 천천히 실시하는 것이 힘들거나 휴식 또는 침묵을 힘들어하는 강사는 사바아사나 시간을 짧게 가지거나 그 시간에 동작을 해야 할 것 같은 심리적 압박을 받게 된다. 그리하여 충분한 휴식시간을 주지 않고 사바아사나에서 동작을 안내하는 경우가 있는데 이때 동작을 안내하는 그 목적을 강사는 개인적으로 숙지하고 있어야 한다.

   프로그램의 마무리 단계에서 휴식을 위한 사바아사나를 한 후 명상자세로 앉기 전에 누워서 아사나를 실시할 때 두 가지 유의해야 할 점이 있다. 첫째, 아사나는 전개 부분에서 역동적으로 실시하던 패턴과는 다르게 아주 고요하게 천천히 자각하면서 실시할 수 있도록 안내하여 사바아사나에서 내면으로 철회된 에너지가 동작을 함으로써 갑자기 외면화되지 않도록 유의한다. 둘째 아사나의 난이도는 어렵지 않은 것이어야 하며, 내면으로 향했던 에너지를 외면화시키기 위해 쉬운 자세들을 안내해야 한다. 즉 쉬운 자세를 느리고 깊은 자각과 함께 할 수 있도록 안내해야 한다.

---

5. 마무리 단계의 안내 예시

   편안한 명상자세로 앉은 다음 척추를 반듯하게 세웁니다. 자신의 의식을 복부에 두며 복부근육의 힘과 에너지를 자각합니다(일정한 휴식). 오늘은 복부근육을 강화시키는 자세 위주로 수업을 했습니다. 눈을 감은 채 오늘 했던 자세 중 집에서도 해볼 수 있는 자세를 한번 떠올려 봅니다(일정한 휴식). 이제 두 손을 눈꺼풀 위에 올려놓고 눈을 살짝 뜹니다. 준비가 되신 분은 손을 내립니다(**명상실시**). 오늘의 수련으로 회원님과 주위 사람이 함께 행복하시길 바랍니다(**자비명상**). 내일 뵙도록 하겠습니다. 안녕히 가십시오.

참고. 사바아사나에서의 이완 유도 시 앉을까? 설까?

마무리 단계를 하기 전 사바아사나에서 이완을 유도할 때 강사마다 또는 그날 프로그램의 주제에 따라 대체로 3분에서 10분미만으로 이루어지는 것 같다. 이완을 하는 목적은 아사나를 통하여 각성된 에너지를 내면으로 향하도록 즉 쁘라나 쁘라띠야하라를 위해서이다. 마무리 단계 이전의 사바아사나에서의 이완을 안내할 때는 앉아서 지도하기를 권한다.

대체로 성향이 외향적이거나, 에너지가 각성된 체로 내면화가 되지 않을 때 혹은 아유르베다 도샤에서 강사가 바타 또는 피타일 경우는 반드시 앉아서 지도하기를 권한다. 서서 지도할 때와 앉아서 지도할 때 강사 자신의 에너지가 어떻게 변하는지를 자각할 필요가 있다.

활동코너. 마무리 단계 안내하기

아래의 주제로 마무리 단계를 안내하는 훈련을 해봅니다.
수업주제: 복부근육의 강화

명상자세로 앉기:
명상안내 : 수업주제와 연관된 명상안내
다음수업 안내:
예상되는 신체 및 심리의 증상:
마무리인사:

매력적인 요가지도사를 위한 성찰 코너

1. 마무리 단계의 중요성과 내용을 설명할 수 있다.
2. 마무리 단계를 실제로 안내할 수 있다.
3. 마무리 단계의 명상을 안내할 수 있다.

수업주제 3. 요가프로그램 전개 단계의 고려 사항

    프로그램의 전개 단계는 요가수업의 본 프로그램을 의미한다. 도입과 마무리 단계를 제외한 프로그램이다. 본 프로그램은 도입 단계에서 언급한 수업 주제와 일치시켜야 하며, 마무리 단계에서 그 효과를 느낄 수 있도록 구성이 되어야 한다. 전개 단계에서는 요가지도사로서 가지게 되는 모든 전문지식이 포함된다.

    전개 단계에서는 프로그램 구성 방법, 아사나의 난이도 고려하기, 요가지도사가 아사나를 시연할 경우 어떻게 해야 하는지, 새로운 자세를 지도할 때 어떻게 지도해야 하는지, 개인에 따라 도구를 사용하는 방법, 자세를 교정하는 방법 등이 포함된다.

나의 경우는 어떤가?

Q. 요가지도 할 때 나는 수업을 어떻게 구성 하는가? 아사나 위주로 구성을 하는가? 혹은 다른 하타요가 기법들(호흡법, 무드라, 반다)과 명상법을 적절하게 포함시키는가?

Q. 프로그램은 수업 주제와 연관이 있으며, 통합적으로 구성하는가?

Q. 회원의 욕구를 반영하는 회원중심의 프로그램으로 구성하는가?

---

1. 프로그램 구성 시 고려해야 할 사항

    프로그램을 구성할 때 고려해야 할 사항은 다양하다. 우선 개인지도인지 또는 그룹지도인지를 구분하여 그 목적에 맞게 구성해야 한다. 개인 맞춤요가일 경우에는 개인에게 초점을 두기 때문에 다양한 요인들을 모두 고려하는 것이 좋다. 그룹지도일 경우에는 개인 맞춤요가지도만큼 고려할 수는 없어도 아래 사항을 고려해야 할 것이다

1) 회원이 무엇을 할 수 있는지를 고려한다

회원이 현재 상태에서 할 수 있는 수준을 고려하여 아사나의 난이도와 유의해야 할 자세, 자세의 유지시간 등을 고려해야 한다. 어느 정도 유지하는 것이 효과적인지를 파악해야 한다.

2) 그날 수업의 주제를 고려한다

수업주제와 목표는 차이가 있다. 수업주제가 포괄적이라면 수업목표는 회원들로 하여금 성취할 수 있는 것들이어야 한다. 성취는 보다 구체적이고 객관적인 행동지향적인 것을 다루도록 하므로 수업목표 또한 구체적이고 회원이 할 수 있는 것이어야 한다. 예를 들면 수업의 주제가 요통을 완화하는 것이라면, 수업목표는 요통을 예방하고 치유하는 요가자세를 할 수 있다. 또는 요통을 치유하는 호흡법을 한 가지 배우며 실시할 수 있다고 정하는 것이 보다 구체적이다.

3) 회원의 욕구를 고려한다

강사 중심의 프로그램이 아니라 진정으로 회원 중심의 수업이 되려면, 회원이 무엇을 목표로 하고 있는지를 고려해야 한다. 어떤 회원은 자신이 무엇을 위해 요가수련을 하는지 목표가 뚜렷하지 않은 상태에서 수업에 들어오는 경우도 있다. 성공적인 수업이 되기 위해서는 목표가 뚜렷하지 않은 회원에게는 그 목표를 스스로 체계화할 수 있도록 도와줄 수 있어야 한다.

4) 체형 혹은 체질을 고려한다

체형 또는 체질을 구분하는 학문은 다양하다. 요가의 관점에서 본다면 아유르베다가 있다. 아유르베다에서는 3가지 도샤(vata, pitta, kapha)에 따른 분류를 한다. 개인의 체질에 따라서 같은 자세일지라도 강조점과 유지시간이 다르며 그 효과가 다르다. 또는 개인이 선호하는 자세가 다르며, 그 체질에 필요한 자세들이 다르다. 예를 들어 피타 유형은 대체로 후굴자세를 좋아하고 잘한다. 하지만 이들이 지나치게 후굴자세를 하게 되면 피타 도샤를 더 부조화되게 한다.[6]

---

[6] 아유르베다의 도샤의 관점에서 요가 프로그램을 구성하려면 『당신을 위한 맞춤요가』 (곽미자역, 슈리크리슈나다스 아쉬람)를 참조하라.

5) 연령과 성별을 고려한다

연령과 성별에 따라서 유의해야 할 사항이 있으며, 연령에 따라 요가프로그램 중 아사나, 호흡법, 명상 등 다양한 프로그램이 구성되어야 한다. 20대 건강한 여인과 60대 노인이 함께 요가수업을 듣는다고 할 때 아사나의 선정과 지도방법을 고려하지 않을 수 없다.

6) 시간을 고려한다

몇 분 수업을 하는지를 나타낸다. 대체로 일반 문화센터에서는 50분 수업을 하며, 일반 요가센터에서는 센터마다 개성을 살려 1시간, 70분, 80분, 90분 및 그 이외 수업을 한다. 또는 언제 실시하는가도 고려해야 한다. 아침, 오전, 오후, 저녁, 주중, 주말 등을 고려하여야 한다.

2. 통합적인 프로그램의 구성

현장에서 요가를 지도하고 있는 강사들의 경우 대부분이 아사나 위주의 프로그램을 진행한다고 생각한다. 혹 이 책을 보면서 나는 그렇지 않다고 하는 분이 있다면 개인적으로 반가움이 인다. 앞서 요가는 홀리스틱이라고 하였다. 단순히 몸의 건강을 가져오기 위한 것이 아니라 마음의 건강, 나아가 영적인 건강을 통합하는 것이 요가의 강점이면서 에센스이다. 하지만 많은 강사들이 요가의 강점을 취약점으로 만들어가고 있다. 오히려 몸을 건강하게 하는 것이 아니라 몸에 집착하게끔 하는 수업을 이끌어가고 있지 않은지 조심스럽게 묻고 싶다.

싸띠아난다 요가는 아사나 만으로 구성하지 않는다. 이른 아침 5시부터 6시 30분까지 이루어지는 하타요가 수업을 살펴보면, 정화법, 아사나, 호흡법, 무드라, 반다, 이완법, 명상법이 모두 포함되어 있다. 혹자는 프로그램을 전체적으로 구성하려고 해도 회원들이 싫어한다고 할 수 있다. 물론 그럴 수 있다. 하지만 회원들에게 무엇이 도움이 되는지를 명료하게 설명할 수 있다면 회원 역시 통합적인 프로그램을 좋아하리라 본다. 다만 중요한 것은 요가지도사로서 내가 그러한 프로그램을 통합적으로 구성하여 지도할 수 있는가이다. 결국 회원이 문제가 아니라 자신의 실력의 문제라고 본다.

3. 통합적인 프로그램의 예시

　　아래의 예는 통합적으로 구성된 싸띠아난다 요가 프로그램이다.[7] 아래 프로그램을 지도하기 위해서는 아사나뿐만 아니라 호흡법, 명상법을 함께 알아야함을 알 수 있다.

프로그램 1 : 90분

수련내용	횟수	예상 소요시간
Surya Namaskara	개인의 리듬에 맞게	10분
Shavasana	-	4분
Ardha Titali Asana	각각 50회	3분
Shroni Chakra	좌우 10회	3분
Poorna Titali Asana	-	3분
Kawa Chalasana	-	3분
Kashtha Takshanasana	-	3분
Vayu Nishkasana	10라운드	3분
Utthanpadasana	2회	3분
Bhujangasana	-	3분
Shashankasana	-	3분
Ushtrasana	2회	3분
Meru Vakrasana	좌우2회	3분
Shavasana	-	3분
Nadi Shodhana Pranayama 1단계	-	5분
〃　　　　　　　2단계	-	5분
〃　3단계의 준비과정	-	5분
명상 : Kaya Sthairyam	-	10분
Anuloma　Viloma와　Prana Shuddhi(with Ujjayi Pranayama)	-	15분

---

[7] Swami Satyananda Saraswati.(2009). *A Systematic Course in the Ancient Tantric Techniques of Yoga and Kriya*. India, Bihar: Yoga Publications Trust. (First edition 1981) pp.208-210.

프로그램 2 : 60분

수련내용	횟수	예상 소요시간
Surya Namaskara	개인의 리듬에 맞게	7분
Shavasana	–	3분
Ardha Titali Asana	각각35회	2분
Shroni Chakra	좌우 10회	2분
Poorna Titali Asana	–	2분
Utthanpadasana	2회	3분
Bhujangasana	–	3분
Shashankasana	–	3분
Ushtrasana	2회	3분
Meru Vakrasana	좌우2회	2분
Shavasana	–	3분
Nadi Shodhana Pranayama 1단계	–	4분
〃 2단계	–	4분
〃 3단계의 준비과정	–	4분
명상 : Kaya Sthairyam Anuloma Viloma와 Prana Shuddhi(with Ujjayi Pranayama)	–	10분

프로그램 3 : 45분

수련내용	횟수	예상 소요시간
Surya Namaskara	개인의 리듬에 맞게	6분
Shavasana	–	3분
Ardha Titali Asana	각각35회	2분
Shroni Chakra	좌우 10회	2분
Poorna Titali Asana	–	2분
Bhujangasana	–	3분
Shashankasana	–	3분
Meru Vakrasana	좌우 1회	2분

Nadi Shodhana Pranayama 1단계	–	4분
" 2단계	–	4분
" 3단계의 준비과정	–	4분
명상 : Kaya Sthairyam		10분

프로그램 4 : 30분

수련내용	횟수	예상 소요시간
Surya Namaskara	개인의 리듬에 맞게	6분
Shavasana	–	3분
Bhujangasana	–	3분
Shashankasana	–	3분
Meru Vakrasana	좌우 1회	3분
Nadi Shodhana Pranayama 1단계	–	4분
" 2단계	–	4분
" 3단계의 준비과정	–	4분

　　위의 프로그램 내용을 보고 혹자는 '이것은 다이어트를 원하는 회원을 위한 것이 아니다'고 말할지도 모른다. 물론 위의 프로그램은 다이어트에 초점을 둔 프로그램은 아니다. 하지만 다이어트를 위한 요가 프로그램도 무엇보다 통합적인 관점이 필요하다. 다이어트를 위해 오로지 운동으로만 목숨 거는 방법은 몸, 마음, 영성으로 구성된 인간을 전체적으로 보지 않고 부분적으로만 보기 때문이라고 생각한다. 다이어트를 위한 요가 프로그램에서 호흡법, 이완법, 명상법, 정화법, 반다, 무드라를 충분히 활용할 필요가 있다.

> 매력적인 요가지도사를 위한 성찰 코너
>
> 1. 프로그램 구성 시 고려해야 할 사항을 설명할 수 있다.
> 2. 통합적인 프로그램을 구성할 수 있다.

수업주제 4. 아사나의 구성

1. 아사나 프로그램 구성 시 고려 사항

1) 아사나의 실시 순서

 강사마다 또는 전통마다 아사나의 그룹별 실시 순서는 다양하다. 실시순서는 난이도를 고려해야 하며, 수업의 주제와 목적에 맞아야 한다. 난이도는 쉬운 것부터 어려운 것으로 연계되어야 한다. 예를 들어 자누시르사아사나와 파스치모따나아사나를 실시하고자 한다면 대체로 자누시르사아사나를 먼저 실시하는 것이 보편적일 것이다.

 수업의 주제와 목적에 맞는 프로그램이 되기 위해서는 그룹별 각 아사나들의 특징을 고려하여 실시할 수 있다. 어느 아사나를 먼저 실시할 것인지를 위하여 아래의 '아사나 그룹별 실시 순서'를 참조하라.

2) 아사나 실시 횟수

 시르사아사나와 사르반가아사나, 할라아사나와 같은 거꾸로 서기 자세들을 제외한 대부분의 자세는 2~3회 반복할 수 있다.

3) 완성자세의 유지시간

 초보 회원을 위한 프로그램에서는 완성자세의 유지시간을 길게 하는 것보다 같은 자세를 몇 번 더 반복하는 것이 효과적이다. 준비되어 있지 않은 회원에게 유지시간을 길게 하여 오히려 효과보다 부작용을 초래할 수 있다.

2. 아사나 그룹별 실시 순서

 TKV Desikachar의 경우 아사나 수련을 3단계 즉, 준비단계, 코어단계, 마무리단계로 제시하고 있다.
준비단계: 근육과 척추를 이완시키며, 호흡을 확장한다. 마음을 고요하게 한다. 천천히 아사나를 실시하며, 호흡을 강조한다. 신체의 모든 관절을 움직

이도록 한다.

코어단계: 수련의 목표와 수업주제와 가장 연관이 있는 아사나를 중심으로 구성한다. 정확한 자세와 호흡을 자각하며 실시한다.

마무리단계: 전체 이완을 가져오도록 돕는다. 부드러운 동작으로 구성되며, 1~2동작의 아사나로 구성된다.

아사나 그룹별 실시 순서는 각 전통마다 차이가 있다. 아래의 경우 일반적인 순서이며 개인에 따라 적용하는 것이 다를 수 있음을 기억하자.

아사나 그룹별 실시 순서 1. [8]
서서하는 자세-〉 누워서 하는 자세(등을 바닥에 대고)-〉 거꾸로 하는 자세 (역행자세) -〉 후굴자세(대체로 복부를 바닥에 대고) -〉 앉아서 하는 자세 -〉휴식 -〉 쁘라나야마

아사나 그룹별 실시 순서 2. [9]
몸풀기 자세 -〉 서서하는 자세 -〉 거꾸로 하는 자세(역행자세) -〉 후굴자 세 -〉 전굴자세 -〉 비틀기 자세 -〉사바아사나

아사나 그룹별 실시 순서 3. [10]
중심잡기와 워밍업 -〉 태양예배 자세 -〉 서서하는 자세 -〉 휴식과 누운자 세(누워서 비틀기 포함) -〉 후굴자세 -〉 앉은 자세와 전굴자세 (앉아서 척 추비틀기 포함) -〉 거꾸로 하기와 등 긴장완화하기(비틀기 포함, 사바아사 나) -〉 앉아서 호흡자각

아사나 그룹별 실시 순서 4.
아헹가 요가에서는 서서하는 자세들을 강조한다. 서서하는 자세들을 통해 몸이 튼튼해지고 각 근육들이 함께 조화를 이루어 움직이는 것이 가능해지

---

[8] TKV Desikachar(2008). The Viniyoga of Yoga: applying yoga for healthy living. Krishnamacharya Yoga Mandiram. p305.

[9] 데이비드 프롤리, 산드라 서머필드 코젝(2009). 『당신을 위한 맞춤요가』. 곽미자 역, 슈리 크리슈나다스 아쉬람. p.83 참조.

[10] 샌드라 앤더슨, 롤프 소빅(2006). 『요가, 첫걸음』. 조옥경과 김채희 공역. 학지사. pp.62~63, pp.136~137 참조.

기 때문이다.[11] 아헹가 요가에서는 초보자를 위한 20주 프로그램[12]을 제시하고 있다. 20주 프로그램 모두 서서하는 자세들부터 시작하고 있다.

아사나 그룹별 실시 순서 5. [13]
도입: 앉은 명상자세 – 호흡명상 – 옴찬팅
태양경배 – 산자세, 균형자세 – 역자세– 후굴자세 – 비틀기자세 – 전굴자세 – 골반열기자세 – 이완과 마무리(비파리타 카라니(벽대고) 이완, 사바아사나) – 수련의 의식적인 마무리

아사나 그룹별 실시 순서 6. [14]
사바아사나(2~3분) – 명상자세에서 호흡자각 – 목과 어깨, 눈 운동 – 태양예배자세 – 누워 다리올리기 자세 – 머리서기 자세 – 어깨서기 자세 – 쟁기자세– 다리자세 – 물고기 자세 – 앞으로 굽히기 자세(파스치모타나아사나) – 코브라 – 메뚜기자세– 활자세– 척추 반 비틀기 자세(아르다 마첸드라아사나) – 파드마아사나 – 까마귀 자세 – 손으로 발 잡기 자세 – 트리코나아사나–사바아사나(10분정도)

이외에도 대상과 목적에 따라서 다양하게 프로그램을 구성할 수 있다.[15]

3. 아사나 순서(sequence)의 일반 원칙

좋은 프로그램을 만들기 위하여 아사나의 순서를 잘 구성하는 것이 좋다. 아사나의 순서는 요가 사고 예방에도 도움이 됨을 기억하자. 아사나의 시퀀스에 관하여 많은 의견들이 있으리라 본다. 아래의 시퀀스는 스와미 싸띠아난다의 '아사나 쁘라나야마 무드라 반다'를 참조하였다.

• 후굴자세를 한 다음 전굴자세를 실시한다. 혹은 그 반대로 전굴자세를 한

11) 실바. 미라, 시암 메타(2006). 『아헹가 행법 요가』. 현천 역. 도서출판 禪요가. p.175.
12) B.K.S 아헹가(2011). 『아헹가 요가』. 현천 역. 도서출판 禪요가. pp.410~423.
13) 자예스와리, 티나 박(2007). 『빈야사 요가: 움직이는 명상』. 웅진리빙하우스
14) 스와미 비슈뉴데바난다(2003). 『요가』. 박지명, 이의영 공역. 하남출판사. pp.30~31.
15) Mark Stephens의 『요가지도법』. 정연옥 외 공역 pp.255~268을 참조하라.

다음 후굴자세를 실시한다.[16]

- 각 그룹별 아사나를 실시한 후에는 반드시 이완을 실시한다. 그 이유는 호흡을 고르도록 하며, 그룹별 자세의 효과를 더 깊이 체험하도록 하며, 각성된 에너지를 흩트리지 않고 내면화하기 위해서이다. 그리고 다음 단계의 자세를 하기 위한 준비를 하기 위해서이다. 만약 이완 없이 다른 그룹별 아사나를 실시할 경우, 동작과 동작의 연결이 자연스럽지 못하다고 여길 수 있다. 예를 들면 서서하는 자세들을 마친 후 앉아서 하는 자세를 할 경우, 휴식 없이 바로 앉아서 하는 자세로 이어질 때 동작이 연결이 자연스럽지 못하다고 여길 수 있다.

전굴 다음에 하면 좋은 후굴자세

- 코브라자세

1. 코브라 – 2. 메뚜기자세(아르다 살라바아사나, 반메뚜기자세로 대체해도 좋음) – 3. 활자세의 순서로 실시하면 척추의 건강을 위해 이상적이다.

- 살라바아사나(메뚜기 자세)는 코브라자세(부장가아사나) 이후에 그리고 활자세(다누라아사나) 이전에 행할 때 가장 효과적이다.

- 초승달 자세(아르다 찬드라사나)

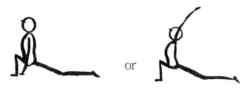 or

- 도마뱀 자세(utthan pristhasana 웃탄 쁘리스타아사나)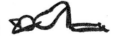

---

16) Kraftsow의 『웰니스를 위한 비니요가』, (조옥경 역)에 의하면, 다른 동작으로 들어가거나 나오는 전환점에서는 전굴을 이용한다. 예를 들어, 후굴에서 비틀기로, 측면기울기에서 후굴로, 비틀기에서 기울기로 전환할 때에도 전굴을 이용한다. pp.54~55.

• 목 자세(그리바아사나, grivasana) : 파스치모따나사나와 같은 전굴자세 다음에 실시함

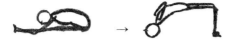

• 머리와 발을 바닥에 댄 자세(sirshapada bhumi sparshasana9): 파스치모따나사나 다음에 실시하면 좋다.

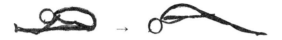

• 코브라 자세를 위한 선행자세 : 스핑크스자세, 사르빠아사나(뱀자세)

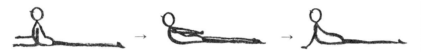

• 살라바아사나를 위한 선행자세: 아르다 살라바아사나

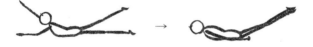

• 다누라아사나를 위한 선행자세: 쉬운 활 자세(사랄 다누라아사나)

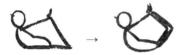

• 차크라아사나의 선행자세 : 어깨 자세(깐다라아사나), 다리자세(세뚜아사나), 쟁기자세(할라사나), 어깨서기자세(사르반가사나)와 같은 목을 강화시키는 자세 다음에 실시하면 좋다.

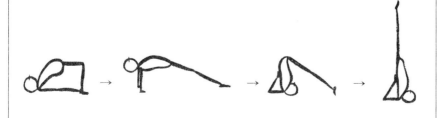

전굴 아사나 전이나 이후에 하면 좋은 후굴자세

- 깐다라아사나(kandharasana, 어깨자세)

후굴자세 이전에 실시하면 좋은 전굴자세

- 사이탈야아사나(saithalyasana, 동물이완자세) : 명상자세의 준비수련, 목과 골반 부위를 반대방향으로 펴주는 코브라자세, 쉬운 활자세와 같은 후굴아사나 이전에 실시

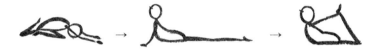

- 웃티따 자누 시르샤아사나(서서 머리 무릎 사이 자세)

후굴자세 이전이나 이후에 실시하면 좋은 전굴자세

- 등펴기자세(파스치모따나아사나, paschimottanasana)의 선행자세: 자누 시르샤아사나(머리 무릎 대기 자세)

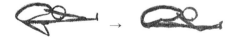

- 서서 앞으로 숙이는 자세(pada hastasana): 다른 전굴자세를 위해서도 좋음

비틀기 자세

- 대체로 전굴자세와 후굴자세 다음에 실시하며, 최소한 1개의 수련을 포함한다.

- 척추 비틀기 자세(메루 와끄라아사나)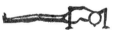

- 척추 비틀어 엎드리기 자세(브후 나마나아사나)

- 반 척추 비틀기자세(아르다 마쓰옌드라아사나)

- 몸통 비틀어 머리 무릎대기 자세 (빠리브릿띠 자누 시르샤아사나)

거꾸로 서기 자세(역행자세)

- 거꾸로 서기 자세를 한 다음 타다아사나(야자나무 자세)를 한 다음 사바아사나로 휴식한다.

- 반 머리서기 자세(브후미 빠다 마스따까아사나) -> 타다사나.

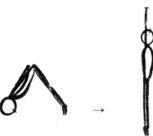

- 머리 정수리 바닥대기 자세(무르다아사나). 머리서기 이전에 실시. 실시 후 타다사나 실시.

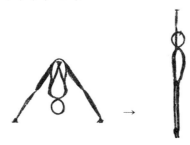

- 사르반가아사나(어깨서기 자세) : 선행자세로서, 비파리타 까라니 자세(우짜이호흡과 함께하면 효과적)/ 어깨로 서기 다음에 쟁기자세(halasana) 실시.

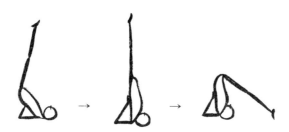

- 어깨로 서기와 쟁기자세 후에 물고기자세(목을 반대 방향으로 늘여주기 때문), 낙타자세(목을 뒤로 젖힘), 잠자는 번개자세(supta vajrasana, 정수리 바닥에 두는 경우)를 실시.

 , ,

4. 프로그램 전개 단계 중 고려되어야 할 기타 수련법

- 쁘라나야마
- 무드라, 반다
- 쁘라띠야하라, 다라나

쁘라나야마는 언제 실시하는가?

쁘라나야마는 아사나 수련 후 실시하는 것이 보편적이며 전통적이다. 아사나 실시 후 반드시 휴식을 한 다음 쁘라나야마를 실시하도록 하고 있다. 그 이유는 신체를 이완할 뿐만 아니라 아사나를 통해 각성된 에너지를 외부로 흩어지지 않고 내면으로 향할 수 있는 준비를 하며, 또한 마음으로 하여금 다른 수련을 위한 준비를 하도록 하기 때문이다. 만약 아사나 수련 후 휴식 없이 바로 쁘라나야마를 실시하게 되면 신체가 적응하는데 일정한 시간을 주지 않게 되므로 긴장을 가져오게 된다.

무드라와 반다는 쁘라나야마와 함께 실시한다. 쁘라나야마가 충분히 익숙한 다음 무드라와 반다를 실시해야 하므로 준비가 된 회원들에게 실시하는 것이 좋다. 호흡과 상관없이 실시하게 되는 비교적 단순한 손 무드라는 명상자세와 함께 실시하면 좋다.

매력적인 요가지도사를 위한 성찰 코너

1. 아사나 구성 시 고려해야 할 사항을 설명할 수 있다.
2. 요가 프로그램 구성 시 아사나의 적절한 순서를 구성할 수 있다.

수업주제 5. 아사나의 분류

나의 경우는 어떤가?

Q. 각 아사나의 그룹별 종류와 특징을 파악하고 있는가?
Q. 각 아사나의 그룹별 효과와 유의해야 할 사항을 알고 있는가?
Q. 각 아사나의 그룹별 기본자세를 알고 강조하는가?

아사나 그룹별 명칭 및 분류

아사나의 그룹별 분류는 유사하면서 전통마다 혹은 저자마다 조금씩 다르다. 남인도의 크리슈나마차리아 요가 만디람의 전통에 의하면 척추를 중심으로 척추의 위치뿐만 아니라 각 아사나와 호흡이 척추에 미치는 영향을 고려하여 여섯 그룹으로 분류하고 있다.[17] 여섯 그룹은 사마스티띠(Samasthiti) 그룹, 파스치마따나(Pascimatana) 그룹, 뿌르바따나(Purvatana) 그룹, 빠르스바(Parsva) 그룹, 빠리브리띠(Parivrtti) 그룹, 비빠리따(Viparita) 그룹이다. 각 그룹에 해당되는 자세는 부록2를 참조하길 바란다.

싸띠아난다로 요가로 알려진 비하르요가학교의 전통에 의하면 다음과 같이 나누고 있다. 비하르요가학교의 특징이라고 할 수 있는 빠완묵따사나 시리즈와 바즈라아사나 그룹, 서서하는 아사나 그룹, 빠드마아사나 그룹, 후굴자세 그룹, 전굴자세 그룹, 비틀기 아사나 그룹, 거꾸로서기 자세 그룹, 균형아사나 그룹으로 나뉜다.

요가지도법의 저자인 마크 스티번은 서서하는 아사나, 복부중심, 팔 균형잡기, 후굴자세, 비틀기, 전굴자세, 골반열기, 거꾸로서기 자세로 분류하고 있다.[18]

---

[17] T.K.V Desikachar(2008). The Viniyoga of Yoga: applying yoga for healthy living. Krishnamacharya Yoga Mandiram

[18] 구체적인 특징에 관하여 그의 저서 『요가지도법』 의 pp.148~205, pp.250~255를 참조하시오.

아사나 그룹별 효과 및 유의사항

아사나의 그룹별 분류를 이해하고 있으면 모든 아사나마다 효과와 유의사항을 일일이 기억하지 않더라도 그룹별 아사나의 효과와 유의사항을 이해할 수 있어 도움이 된다. 그룹별 아사나의 효과에 대해 부록3을 참조하시오.

아사나 그룹별 기본자세

각 그룹별 아사나의 기본자세를 알고 실시하는 것이 중요하다.
- 서서하는 모든 자세의 기본자세는 타다아사나이다.
- 앉아서 하는 모든 아사나와 앉아서 비틀기 자세의 기본자세는 단다아사나이다.
- 바즈라아사나 그룹에 속하는 자세들의 기본자세는 바즈라아사나이다.
  기본자세는 그에 해당되는 자세들에 몰입하기 위하여 활용될 수 있을 뿐만 아니라 신체 정렬을 위해 필요하다.

매력적인 요가지도사를 위한 성찰 코너

1. 아사나들을 그룹별로 분류할 수 있으며, 그 특징들을 파악할 수 있다.
2. 아사나 그룹별 공통되는 효과나 유의사항을 설명할 수 있다.
3. 각 그룹별 아사나의 기본자세를 알고 안내할 수 있다.

수업주제 6. 아사나의 변형 및 선행자세

나의 경우는 어떤가?

Q. 요가지도 할 때 회원의 수준에 따라 아사나의 변형자세를 고려하는가?
Q. 완성자세를 하기 전에 선행자세를 고려하는가?

아사나의 변형자세는 개인의 연령, 신체적 상태, 수련의 정도, 몰입의 정도, 수련의 목표를 고려하여 다양한 방법으로 지도하기 위하여 전통적으로 이상적인 완성자세를 변형하는 경우이다. 도구사용도 하나의 변형자세이며, 선행자세도 변형자세이다. 변형자세는 난이도 조절과 연관된다.

변형자세의 목적은 개인에게 적합한 아사나의 효과를 가져오기 위해서이다. 어떤 사람은 이상적인 완성자세를 하지 못할 수 있으며 또는 해서는 안되는 경우도 있다. 이상적인 완성자세를 하기 위하여 점진적인 단계로 변형자세를 하도록 한다. 변형자세에서는 목적보다 그 과정이 더 중요하다는 것을 이해해야 한다.

언제 변형자세를 사용하는가?

다음과 같은 상황일 때 완성자세를 변형한다.[19]

1. 회원이 이상적인 완성자세를 할 수 없을 때

 예) 다리오금을 펴서 우따나사나를 할 수 없을 때, 다리오금을 구부려 상체를 숙이도록 한다.

---

[19] T.K.V Desikachar(2008). The Viniyoga of Yoga: applying yoga for healthy living. Krishnamacharya Yoga Mandiram. p185.

2. 회원의 상태에 의해 이상적인 완성자세가 바람직하지 않을 때

예) 임산부의 경우 파스치모따나사나의 완성자세를
    할 수 없다. 이때 다리를 벌려서 할 경우 가능하다.

3. 신체의 특정한 부위를 강조할 경우

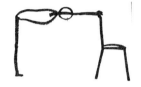

예) 아르다 우따나사나에서 척추를 강화하기 위하여
    (등을 아치로 만들기 위해) 의자등받이에 두 손을
    놓고 실시할 수 있다.

4. 고통이나 자극을 감소하기 위하여

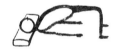

예) 드위파다피탐 자세를 하는데 있어서 목이 경직된
    경우 목에 쿠션을 받치고, 손바닥을 바닥에 놓게
    하여 목을 이완할 수 있다.

5. 이상적인 완성자세를 취하기 전에 선행자세를 하기 위해

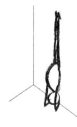

예) 물구나무 서기자세와 같은 역행자세에서 넘어지는
    것에 대한 두려움이 있을 경우 벽을 지지대로 활용
    할 수 있다.

다양한 방법으로 변형자세를 만들 수 있다.[20] 그 자세의 목적에 따라, 아사나의 시퀀스에 따라, 무엇을 강조하는가에 따라 다양하게 변형할 수 있다.

타다사나[21]의 경우를 예를 들면 다음과 같다. 발뒤꿈치를 들지 않은 상태에서 팔꿈치를 뻗는 것이 이상적인 타다사나의 경우라면, 변형된 타다사나는 팔꿈치를 굽히는 경우이다. 타다사나의 이러한 변형자세는 어떻게 활용하는가에 따라 다음과 같이 다양한 목적을 가지게 된다.[22]

- 준비 운동으로서
- 어깨관절을 느슨하게 하기 위해
- 등 운동을 부드럽게 하기 위해
- 호흡을 늘이기 위해
- 근육 구조를 활성화하기 위해
- 간단한 심장 운동으로 활용하기 위해
- 날숨을 강화하기 위해. 이는 날숨에 초점을 두고 움직임을 할 때마다 날숨을 길게 함으로써 가능하다.

선행자세란?

선행자세는 어느 완성자세를 이루기 전에 도움이 되는 자세로서, 난이도를 고려하여 이루어진다. 예를 들면 반연꽃자세(ardha padmasana)는 연꽃자세 (padmasana)를 위한 선행자세이다. 또한 명상자세를 위하여 필요한 여러 아사나의 경우도 마찬가지다.[23]

---

20) 자세의 변형과 관련하여 체계적으로 묘사한 Kraftsow의 『웰니스를 위한 비니요가』 pp.33~46을 참조하시오. 그에 의하면, 자세의 형상을 변형하는 방법과 자세로 들어가고 나오는 움직임의 변형, 움직임과 자세 유지의 결합을 통한 변형, 두 가지 이상 자세의 결합으로 이루어지는 변형, 자각을 어디에 두는가에 따라, 호흡을 어떻게 적용하는가에 따라 변형자세가 가능하며, 소리를 활용하거나 보조도구를 이용하여 변형자세를 이루는 방법을 설명하고 있다.

21) 타다사나의 경우 같은 명칭이지만 전통마다 자세가 다르다. 예를 들면 아헹가전통에서는 손을 몸통 옆에 두며, 비하르요가전통에서는 손을 깍지 낀 상태에서 들숨 때 발뒤꿈치와 팔을 머리위로 뻗는 방법이다. 크리슈나마차리아 요가전통에서는 손바닥을 서로 합장한 채 팔을 머리 위로 뻗는 방법이다.

22) T.K.V Desikachar(2008). The Viniyoga of Yoga: applying yoga for healthy living. Krishnamacharya Yoga Mandiram. p.188.

23) 명상자세를 위한 선행자세들은 『아사나 쁘라나 무드라 반다』 의 p.92를 참조하시오.

수업주제 7. 도구 사용

- 도구(지지대)를 잘 사용해야 하고 사용하는 근원적인 원리를 이해해야 한다.
- 집에서 찾을 수 있는 일반적인 지지대: 벽, 통로/복도, 창문과 문지방, 벽 모퉁이(안쪽, 바깥쪽), 계단, 현관, 부엌 조리대 또는 욕실 스탠드
- 아헹가 선생에 의해 창안된 지지대 : 담요, 블록, 벨트, 로프, 중량물, 안대, 긴의자, 상자, 의자, 덧베개

도구를 사용할 경우, 어떻게 사용하는지를 미리 시연을 보여준 다음 안내가 되어야 한다. 아주 간단한 도구일지라도 어떤 것을 부가적으로 사용할 경우, 안내는 더 간단하게 명료해야 한다. 일반 아사나의 시연과 마찬가지로 도구 사용의 적절한 예와 부적절한 예를 비교하여 설명할 경우 쉽게 이해할 수 있다. 그리고 도구를 사용하는 이유를 함께 설명할 필요가 있다.

도구를 사용하는 주요 이유
- 아사나의 지속시간을 늘인다.
- 참여자의 자신감을 북돋는다.
- 정확한 정렬에 대한 감각을 증가시킨다.
- 움직임의 영역을 넓힌다.
- 신체의 특정부위를 강화하도록 한다.
- 지지대 없이 가능하지 않은 아사나의 성취를 돕는다.

수업주제 8. 아사나의 난이도를 파악하는 방법

나의 경우는 어떤가?

Q. 요가지도 할 때 아사나의 난이도를 고려하는가?
Q. 개인마다 아사나의 난이도가 다르다는 것을 인식하는가?
Q. 아사나의 난이도를 파악하는 방법을 알고 있는가?

아사나의 난이도는 회원마다 다르다. 어떤 사람에게는 쉬운 자세가 어떤 사람에게는 어려울 수 있으며, 반대로 어려운 자세가 쉬운 자세가 될 수 있다. 따라서 아사나 책에서 초급, 중급 그리고 고급 아사나로 분류되고 있는 자세에 따라 난이도를 파악하지 않도록 한다. 책에 나와 있는 고급 아사나를 실시한다고 해서 그 사람이 아사나를 잘 하는 것으로 평가기준을 내리지 않아야 한다. 난이도에 대한 개념은 강사의 아사나에 대한 철학이 뚜렷해야 한다. 만약 뚜렷한 기준이 없다면 책에 분류되고 있는 고급아사나를 해야만 아사나를 잘 하는 것으로 그릇된 기준을 설정할 수 있기 때문이다.

회원마다 아사나 난이도를 파악할 수 있는 조건은 다음과 같다.

- 아사나의 의미는 안정되고 편안한 자세이다. 만약 어떤 자세를 하는데 안정되고 편안하지 않다면 난이도를 조절할 필요가 있다.
- 호흡을 관찰함으로써 난이도를 파악할 수 있다. 호흡이 거칠거나, 호흡이 동작과 일치하지 않는다면 그 자세의 난이도가 맞지 않음을 나타낸다.
- 자세 유지시간을 통하여 파악할 수 있다. 어떤 아사나이든 유지할 때 그 시간이 불편하지 않아야 한다.
- 정확하게 그 자세를 취하는가를 통하여 난이도를 파악할 수 있다. 만약 정확하게 자세를 취할 수 없다면 정확하게 취할 수 있는 그 정도에서 난이도를 조절해야 한다.

- 완성자세를 하였을 때 이완상태를 보고 난이도를 조절할 수 있다. 얼굴표 정에서 긴장감과 불편함이 느껴진다면 그 자세가 불편함을 의미하므로 난이도를 조절할 필요가 있다.
- 이완과 마찬가지로 그 자세를 할 때 어느 정도 몰입할 수 있는가를 보고 난이도를 조절할 수 있다.

매력적인 요가지도사를 위한 성찰 코너

1. 아사나의 난이도를 조절하는 방법을 설명할 수 있다.

수업주제 9. 동작과 호흡의 일치

나의 경우는 어떤가?

Q. 아사나를 수련할 때 동작과 호흡을 일치시켜서 하는가?
Q. 아사나를 지도 할 때 동작과 호흡의 일치를 강조하는 편인가?
Q. 아사나를 지도할 때 호흡을 활용하는가?

신체의 움직임에 따라 호흡도 움직이며, 호흡이 움직임에 따라 신체도 움직이게 된다. 만약 호흡이 움직이지 않으면 몸도 움직이지 않게 된다. 이는 깊은 명상에서 체험할 수 있듯이 호흡이 자연스럽게 멈춘 상태(kaivalya kumbhaka)에서의 몸은 고요하다. 따라서 호흡과 신체는 하나의 움직임이며, 하나의 과정이다. 아사나를 수련할 때 의식을 호흡의 움직임에 두도록 해야 한다.

호흡과 동작을 일치시켜야 하는 이유는 첫째, 마음을 집중하게 하며, 둘째는 동작을 더 편안하게 안전하게 할 수 있기 때문이다. 진정한 의미의 아사나는 동작과 호흡, 의식의 깨어있음이 일치되어야 한다. 동작은 유연하게 잘 하더라도 호흡과 마음이 일치되지 않는다면 진정한 의미의 아사나가 아니다.

1. 동작에 호흡을 맞추기보다는 호흡에 동작을 맞추기

숨을 내쉴 때 늑골은 수축하며 횡격막은 위로 올라가고 복부는 척추 쪽으로 움직이게 된다. 마찬가지로 전굴자세를 할 때도 늑골은 가라앉으며, 복부는 척추 쪽으로 움직이게 된다. 따라서 전굴자세를 할 때 숨을 내쉬는 것이 신체의 움직임과 호흡은 일치가 된다.

숨을 마실 때는 늑골이 올라가면서 흉곽이 확장되고 횡격막은 아래로 내려가 복부는 앞으로 자연스럽게 움직이게 된다. 대체로 후굴자세의 경우 흉곽을 확장하기 때문에 자연스럽게 숨을 마시는 것이 신체 움직임과 호흡을 하나 되게 한다. 예를 들어 부장가아사나의 경우 늑골의 움직임은 가슴을 들게 하며, 척추를 뒤로 굽히게 한다. 들숨과 함께 이 자세를 할 때 더 쉽고 효율적으로 하게 된다.

비틀기 자세의 경우, 척추와 늑골을 돌릴 때 척추와 늑골 사이의 공간은 축소되며, 복부는 약간 압박된다. 이때 횡격막은 위로 움직이게 된다. 따라서 비틀기를 할 때도 날숨과 함께 하면 호흡의 자연스런 패턴을 따르게 된다.

호흡과 움직임을 연결시키는 기본적인 규칙은 단순하다[24].

- 몸을 수축할 때는 날숨을 한다.
- 몸을 확장할 때는 들숨을 한다.
- 아사나에서 어떤 특정한 효과를 원할 경우에는 예외가 있을 수 있다.
- 호흡은 움직임을 시작하게 하며, 호흡의 길이는 움직임의 속도를 결정한다. 단순히 자각 없이 들숨, 날숨을 하지 않도록 한다.

활동코너. 호흡과 움직임의 일치를 자각하는 훈련

모든 신체움직임 끝에 잠시 호흡을 멈추는 방법이다. 예를 들어 숨을 마실 때 팔을 머리 위로 뻗은 후 잠시 들숨 멈춤을 한다. 숨을 내쉬면서 팔을 옆으로 어깨높이만큼 내린다. 날숨 후 잠시 멈춘 다음 다시 숨을 마시면서 팔을 올린다. 잠시 들숨을 멈춘 상태에서 숨을 내쉬면서 팔을 몸통 옆으로 내린다.

이처럼 각 움직임의 끝에 호흡을 멈출 경우 움직임과 호흡을 자각하도록 돕는다. 이때 쉬운 자세를 통해 호흡과 동작 움직임의 일치를 훈련하도록 한다.

---

2. 아사나 수련 시 활용되는 호흡의 유형

아사나 중심의 다양한 현대 하타요가가 소개되면서 어떤 아사나에서는 우짜이 호흡을 또는 복식호흡을, 흉식호흡을, 자연호흡을 해야 한다는 의견이 분분하다. 또는 숨을 마실 때 코로 마시고 내쉴 때는 입으로 내쉰다는 경우

---

24) T.K.V Desikachar(2008). The Heart of Yoga. Inner Traditions International. pp.20~21.

도 있다.

- 기본 원칙은 자연호흡을 한다. 인도 전통의 하타요가에서는 아사나를 수련할 때 자연호흡 중심으로 이루어지며, 중요한 것은 호흡과 동작이 일치할 수 있도록 자각하는데 있다.

- 우짜이 호흡이 자연스러운 경우의 아사나가 있다. 주로 목을 수축하는 아사나의 경우가 그러하다. 예를 들면 물고기 자세, 비파리타 카라니 무드라, 사르반가아사나, 할라사나 등은 자연스럽게 우짜이 호흡을 하도록 돕는다. 우짜이 호흡을 할 때 유익한 면은 다음과 같다. 첫째, 우짜이 호흡 소리로 인하여 자세를 하는 동안 호흡과 자세에 더 깨어있게 한다. 둘째, 호흡 소리는 그 자세의 난이도를 파악하는데 도움을 준다. 만약 호흡소리가 더 이상 부드럽거나 고요하지 않다면 그 자세를 무리하게 하고 있음을 나타낸다. 따라서 호흡의 질은 아사나 수련의 질을 가장 밀접하게 나타낸다.

- 현대 하타요가의 유형에 따라 호흡방법이 다르다는 것을 알 필요가 있다. 아쉬탕가 빈야사 요가의 경우, 주로 우짜이 호흡을 통한 깊은 흉식호흡(empowered thoracic breathing)을 하게 된다. 숙련자의 경우는 복부의 반다를 잡고 하는 흉식 횡격막 호흡(thoracic diaphargmatic breathing)을 하게 된다.

3. 호흡 멈춤(보유)에 관하여

자세의 효과를 강화하기 위하여 아사나 수련에서 호흡 멈춤 유지를 할 수 있다. 예를 들어 전굴자세 중 파스치모타나아사나의 경우, 숨을 내쉬면서 상체를 숙인 다음 바로 상체를 일으키기 보다는 숙인 상태(완성자세)에서 몇 초 동안 날숨 후 멈춤을 유지할 수 있다. 날숨 후 멈춤은 복부에서의 아사나의 효과를 강화한다. 반대로 어떤 아사나에서 들숨 후 멈춤을 유지하는 것은 가슴에서의 효과를 강화한다. 단 아사나의 완성자세에서 호흡을 멈춘다. 신체의 움직임이 있는 동안에는 호흡을 멈추지 않는다. 자신도 모르게 긴장하여 호흡을 참는 경우는 대체로 두통이나 현기증을 야기할 수 있다.

다음의 원리들을 요가수련에서 응용할 수 있다.[25)]

- 긴 들숨과 들숨 후 멈춤의 강조는 가슴에서의 자세의 효과를 강화한다.
- 긴 날숨과 날숨 후 멈춤의 강조는 복부에서의 자세의 효과를 강화한다.
- 전굴자세들은 날숨 후 호흡을 보유하도록 돕는다. 반면에 후굴자세들은 들숨 후 호흡을 보유하도록 돕는다.

참고. 브림하나와 랑하나[26)]

브림하나: 들숨을 길게 하거나 들숨 후 호흡을 보유하는 것을 브림하나 (brmhana)라고 하며, 의미는 '확장하다, to expand'이다. 브림하나는 에너지가 부족한 사람에게 수련시켜야 한다.

브림하나를 수련하기 전에 날숨을 길게 하는 능력이 필요하다. 들숨을 통해 새로운 신선한 에너지를 수용하기 전에 먼저 날숨을 길게 함으로써 신체내의 정체된 에너지를 정화하고 해소시켜야 한다. 이렇게 될 때 에너지의 균형을 가져올 수 있다.

랑하나: 날숨을 길게 하거나 날숨 후 호흡을 유지하는 것을 산스크리트 어로 랑하나(langhana)라고 한다. 랑하나의 의미는 'to fast' 혹은 ' to reduce'이다. 랑하나는 복부기관을 활기 있게 함으로써 신체의 정화 효과와 독소 제거를 돕는다. 예를 들어 횡격막 아래쪽 신체부위에 문제가 있을 경우 랑하나를 수련함으로써 효과를 가져 올 수 있다.

랑하나와 브림하나의 응용 예:

서서하는 자세 중 전사자세의 경우는 브림하나의 호흡원리가 적용되는 아사나이다. 길게 숨을 들이마시고 잠시 들숨을 보유할 경우 흉강이 확장 됨으로써 보다 효과적이다. 앉아서 하는 전굴자세는 자연스럽게 랑하나의 원리가 적용되는 아사나이다. 깊고 느린 날숨과 날숨 후 보유는 전굴자세의 효과를 더 강화한다.

---

25) T.K.V Desikachar(2008). The Heart of Yoga. Inner Traditions International. p.38.

26) T.K.V Desikachar(2008). The Heart of Yoga. Inner Traditions International. p.38.

유의점

- 호흡의 보유는 다음 호흡의 길이를 감소시킬 경우, 호흡유지가 적합하지 않다는 것을 의미한다. 즉, 날숨 후 호흡의 유지를 한 다음 들숨의 길이가 짧아질 경우 날숨 후 호흡의 유지를 하지 않도록 한다.
- 호흡과 심장박동은 밀접한 연관이 있으므로 만약 맥박이 불규칙하게 빠르게 증가하면 호흡을 참아서는 안 된다. 맥박이 빠르게 증가하면 심리적으로도 불안해지게 된다. 그러므로 어떤 경우에서든 호흡 멈춤은 신체에 불편함이 전혀 없을 때 실시해야 효과적이다.
- 동작을 하는 도중에는 호흡을 멈추지 않는다.

매력적인 요가지도사를 위한 성찰 코너

1. 동작과 호흡을 일치시켜 지도할 수 있다.
2. 아사나 지도에서 필요에 따라 적절한 호흡법을 안내할 수 있다.
3. 아사나 지도에서 필요에 따라 호흡보유를 안내할 수 있다.

수업주제 10. 아사나와 휴식

아사나를 실시하는 도중에 적절한 휴식이 필요하다. 언제 휴식이 필요하며, 필요한 이유를 살펴보자.

나의 경우는 어떤가?

Q. 요가수련 할 때 적절하게 휴식을 취하는가?
Q. 요가지도 할 때 휴식의 중요성을 인식하고 있는가?

하타요가 수련에서 휴식이 필요한 경우

• 아사나 수련을 하다가 피곤을 느낄 때와 힘든 자세를 한 후 호흡이 불안정할 때는 언제든 휴식을 취한다. 다만 회원의 체질과 성향에 따라 휴식의 길이와 빈도는 다를 것이다. 예를 들면 아유르베다의 피타나 바타 체질의 경우는 자신이 휴식을 원하지 않을지라도 이들이 생각하는 것보다는 더 많이 자주 휴식하는 것이 좋다. 카파 체질의 경우 이들은 더 많이 쉬고 싶어 하지만 바타나 피타 체질보다 실제로 휴식이 덜 필요하다.[27]

• 모든 자세마다 잠시라도 휴식이 필요하지만, 특히 한 그룹의 아사나에서 다른 그룹의 아사나를 실시할 때 더 많은 휴식이 필요하다.[28] 예를 들면 후굴자세를 하다가 전굴자세를 할 경우 휴식이 필요하다. 한 그룹의 아사나와 다른 그룹의 아사나 사이의 휴식은 자세의 효과를 느낄 수 있는 기회를 주며, 근육으로 하여금 조화를 찾을 수 있도록 한다. 또한 호흡을 조절할 수 있도록 한다.

---

[27] 데이비드 프롤리, 산드라 서머필드 코젝(2009). 『당신을 위한 맞춤요가』 (곽미자 역). 슈리 크리슈나다스 아쉬람. p.227.

[28] 빈야사 형태의 연속자세를 할 경우, 한 방향에서 다른 방향으로 전환할 때 휴식이 필요하다. Kraftsow(2011). 『웰니스를 위한 비니요가』 (조옥경 역). p.54.

• 아사나 수련을 모두 마친 다음 사바사나로 휴식을 취한다. 전통요가와 현대 하타요가는 모두 아사나 수련 후 사바사나를 실시하고 있다.[29] 이는 다른 운동에서 찾아볼 수 없는 것으로써 요가의 장점이라 할 수 있다. 사바사나에서의 휴식은 근육을 이완하고 호흡을 고르기 위한 목적도 있지만 무엇보다 중요한 것은 아사나를 통해 각성된 에너지를 내면화하기 위해서이다. 충분한 휴식이 없을 경우 자극된 교감신경으로 흥분되고 고조된 기분을 가져다주지만 신경의 안정을 가져다주지 못한다. 각성된 에너지를 외부로 흩어지게 하기보다 내면으로 향하게 할 필요가 있다.

매력적인 요가지도사를 위한 성찰 코너

1. 아사나 지도에서 적절한 휴식의 필요성을 설명할 수 있다.
2. 아사나 지도에서 적절한 휴식을 활용할 수 있다.

---

[29] 아사나수련 후 마지막에 사바사나에서 휴식의 길이는 전통마다 차이가 있다. 남인도 크리슈나마차리아 요가만디람에서는 수련후의 명상을 하는 것이 목적일 경우 사바사나 시간을 짧게 가지는 것이 좋다고 권하고 있다. 그 이유는 길게 사바사나를 가질 경우 기운이 지나치게 이완되기 때문이라고 한다.

수업주제 11. 아사나의 유지시간

나의 경우는 어떤가?

Q. 요가수련 할 때 자신의 역량과 성향을 고려하여 자세를 유지하는가?
Q. 요가지도 할 때 자세 유지시간을 어떻게 안내 하는가?

아사나의 유지시간은 개인마다 다르다. 일반적으로 가벼움과 기운이 북돋는 느낌이 드는 한 오랫동안 자세를 유지할 수 있다. 한 동작을 유지하는 동안 의식을 몰입하게 될 때 신체적 차원의 효과를 넘어 정신적 차원의 효과를 가져다줄 수 있다. 하지만 무리하게 할 경우 효과보다 부작용을 낳을 수 있다.

피곤을 느끼면서, 근육이 떨리는 것을 참으면서 억지로 자세를 유지해서는 안 된다. 피곤할 경우 언제든 자세유지를 멈추도록 해야 한다. 항상 정확하고 바른 자세에서 유지해야 한다. 정확한 자세를 하지 않을 경우 유지시간을 길게 하지 않는다. 몸이 경직된 회원이나 초보회원일 경우에는 자세유지보다는 반복을 통하여 아사나를 정확하게 하도록 한다. 무조건 유지시간이 길면 고급수련인 것 같은 오해를 하지 않아야 한다. 바르지 않은 자세에서 유지할 경우 요가사고를 겪을 수 있다. 그러므로 요가지도사는 항상 개인에 따라 아사나를 하는 수준을 고려하고 바른 자세를 먼저 안내할 수 있어야 한다.

비록 신체적으로 유지할 수 있더라도 주의가 몰입되어 있는지를 살펴야 한다. 신체의 유연성과 강인함으로 유지는 가능하나 자각할 수 있는 내적인 힘이 부족할 경우 유지보다는 역동적인 자세를 하는 것이 더 효과적이다. 그렇지 않을 경우 마치 사바사나와 같이 편안한 자세에서 망상을 하는 것과 같으리라.

의사인 크리슈나 라만[30]은 개인 차이는 있겠지만 대체로 자세 유지시간을 다음과 같이 권유하고 있다.

---

[30] Krishna Raman(2003). Yoga & Medical Science:FAQ. EastWest Books(Madras) Pvt. Ltd. p.40.

- 서서하는 자세는 1분정도 유지하는 것이 좋으며,
- 역행자세는 5분 정도이면 안전하게 실시할 수 있으며,
- 전굴자세는 가능하다면 5분 정도 유지할 수 있다.
- 앉아서 하는 전굴자세들은 최소한 3~4분 정도 유지해야 한다.
- 비틀기자세는 한 방향으로 1분정도 유지가능하며,
- 균형자세들은 1분 미만으로 유지하도록 한다.
- 후굴자세들은 적어도 1~2분 정도 수련할 수 있어야 한다. Urdhva Mukha Svanasana와 Viparita Dandasana를 3~4분 정도 유지할 수 있다면 그렇게 실시하고, 그렇지 못할 경우 휴식시간을 가지면서 실시한다.

아유르베다의 관점에서는 최종 자세를 유지할 때 각 도샤별로 차이가 있다. 일반적으로 바타 유형은 지나친 바타를 감소시키고 안정성을 발달시키기 위하여 무리하지 않고 자세를 유지해야 한다. 피타 유형은 긴장이나 열이 생기지 않는 한 오랫동안 자세를 유지해야 한다. 카파 유형은 자세를 취할 때 느끼는 편안함을 넘어서 그 자세의 효과를 느낄 때까지 자세를 유지하는 것이 좋다.[31]

매력적인 요가지도사를 위한 성찰 코너

1. 아사나 지도에서 개인의 능력과 성향을 고려하여 자세의 유지를 적절하게 안내할 수 있다.

---

31) David Frawley & Sandra Sumerfield Kozak, (2009). 『당신을 위한 맞춤요가』, (곽미자 역). 슈리 크리슈나다스 아쉬람. p.239.

수업주제 12. 아사나의 효과를 설명할 때

나의 경우는 어떤가?

Q. 아사나의 효과를 적절하게 설명하는가?
Q. 아사나의 효과를 외워서 설명하는가 혹은 체험을 통해 설명하는가?

- **수업 중 아사나의 효과를 설명할 때 동기부여가 된다.**

특히 힘든 자세를 해야 할 필요가 있을 때 효과적이다. 때로는 그 자세가 자신에게 필요함에도 불구하고 자신의 성향 때문에 하지 않으려는 회원이 있다. 대체로 타마스 상태이거나, 카파성향이면서 후굴자세를 해야 할 경우이다. 강사는 그 자세의 효과를 설명하면서 도전을 해보도록 격려할 수 있다. 이때 유의해야 할 것은 피곤하거나 난이도가 어려워 준비되어 있지 않은 회원에게 무리하게 지도하지 않는다.

새로운 아사나를 지도할 경우에도 효과를 안내하면 도움이 된다. 대체로 새로운 아사나에 대한 호기심과 자신이 할 수 있을지에 대한 긴장감이 함께 있을 수 있는데 이때 효과를 안내하게 되면 동기부여가 될 수 있다.

- **수업의 도입단계를 활용하라.**

만약 아사나의 효과를 설명하는 것이 심리적으로 부담이 될 경우에는 그날 수업하게 될 주요 자세들의 공통되는 효과를 수업의 도입단계에서 미리 이야기하면 아사나 동작을 안내할 때 좀 더 여유 있게 된다.

- **아사나의 그룹별 효과를 기억한다.**

자세마다 효과를 기억하는 것이 쉽지 않다. 아사나 그룹별로 공통되는 효과를 미리 파악하고 있으면 적절하게 활용할 수 있다. 부록3의 아사나그룹별 특징을 참조하라.

• **효과를 설명하기보다 느끼도록 안내한다.**

　모든 아사나마다 효과를 설명하려고 애쓰지 않는다. 지나치게 모든 아사나마다 효과를 설명하는 것은 오히려 효과적이지 않다. 지도 경험이 없을수록 효과를 외워서 전달하려고 한다. 지도 경험이 별로 없는 초보 강사의 경우는 몇 개 아사나를 선정하여 적절하게 효과를 설명하도록 한다. 가능한 힘든 자세를 유지시켜놓고 그 자세의 효과를 외운 듯이 설명하려고 하지 않는다. 자신의 체험을 통해 나올 수 있을 때 자연스럽다. 유능한 강사는 효과를 말로서 설명하기보다 그 효과를 회원으로 하여금 직접 체험하게 한다. 효과를 설명하려고 애쓰기 보다는 효과를 느끼게끔 안내하는 것이 중요하다.

설명형태의 안내 예:

　트리코나아사나를 실시한 후 효과를 안내한 경우이다.

　"이 동작을 하게 되면 골반을 강화시켜주고 생식기가 원활할 수 있도록 도와주는 자세입니다."

효과를 느끼게 하는 안내 예:

　트리코나아사나를 한 후 혹은 자세를 하는 도중에 안내 가능하다.

"골반을 자각하면서 그 부위 전체의 이완을 느낍니다." 　또는
"골반에 의식을 두고 골반이 정렬되는 것을 알아차립니다." 　또는
"골반이 강화되는 것을 느껴봅니다." 　또는
"골반이 강화되고 골반에 감싸여진 생식계가 건강해지는 것을 느껴봅니다."

매력적인 요가지도사를 위한 성찰 코너

1. 아사나 지도 시 아사나의 효과를 적절하게 안내할 수 있다.

수업주제 13. 유의사항을 설명할 때

나의 경우는 어떤가?

Q. 요가수련 시 자세의 유의사항을 고려하는가?

Q. 하타요가 지도 시 유의사항의 중요성을 알고 회원에게 전달하는가?

하타요가 지도 시 유의사항은 크게 두 가지로 볼 수 있다.

첫째, 행법을 실시하는 과정에서의 유의사항이다. 예를 들면 트리코나아사나를 할 때 유의해야 할 사항을 의미하는 것으로써, 이는 정확한 기법을 실시하기 위해서 필요하다. 자세마다 유의사항을 이해하면 도움이 되지만 그렇게 기억하지 못할 경우, 아사나 그룹별로 유의사항을 기억하는 것이 좋다. 이를테면 전굴자세들에서 유의해야 할 주요 사항들을 이해하는 것이다.[32]

둘째, 어떤 사람이 실시해서는 안 되는지에 대한 유의사항이 있다. 어떤 사람이 실시해야 하는가보다는 어떤 사람이 실시해서는 안 되는 경우를 더 정확하게 알면 요가 사고를 예방하는데 도움이 된다. 예를 들면 시르사아사나를 할 때 고혈압, 심장병, 녹내장을 겪고 있는 사람은 실시하지 않는다거나, 생리 중 일 때도 실시하지 않는다는 것을 미리 알고 있으면 도움이 된다.

매력적인 요가지도사를 위한 성찰 코너

1. 아사나 지도 시 유의사항을 숙지하고 있으며, 어떤 사람이 어떤 자세를 하지 않아야 하는지를 알고 있다.

---

[32] Kraftsow(2011). 『웰니스를 위한 비니요가』 (조옥경 역)에서는 각 그룹별 아사나를 실시할 때 흔히 일어날 수 있는 압력방출밸브와 위험사항을 제시하고 있다. 전굴자세의 경우 p.66를, 후굴자세의 경우 p.77를, 비틀기자세에서는 pp.88~89를, 측면 기울기자세에서는 p.99를, 몸중심부를 늘이는 자세에서는 pp.113~114를, 거꾸로 서기자세에서는 pp.128~129를, 균형자세에서는 pp.142~143를 참조하시오.

수업주제 14. 새로운 아사나를 지도할 경우

나의 경우는 어떤가?

Q. 새로운 아사나를 지도할 때 나는 어떻게 지도하는가?
Q. 1회 수업에서 새로운 아사나를 몇 가지 정도 구성하는가?

1. 지도 유형

1) 직접 시연을 보인다.

• 시연을 보일 때는 전체 회원이 다 볼 수 있도록 한다. 예를 들어 파스치모따나아사나의 경우, 강사가 옆으로 다리를 뻗어 시연을 할 경우 등 뒤쪽의 회원은 앞모습을 볼 수 없으므로 방향을 바꾸어 한 번 더 실시하도록 한다.

• 누워서 하는 자세, 또는 역자세일 경우, 설명을 곁들이지 않고 시연을 보인 다음, 회원 중 한사람을 모델이 되게 하여 설명을 하도록 한다.

• 시연을 보일 때 강사의 매트 위치를 고려하여 시연을 한다. 어떤 자세들은 옆모습을 보여 주는 것이 도움이 되며, 어떤 자세는 앞으로 보여주는 것이, 혹은 뒤로 보여주는 것이 효과적이다. 때로는 어떤 자세는 모든 방향에서 보여주는 것이 필요할 경우도 있다.

• 비틀기 자세나 좌우 자세를 시연할 때 강사는 좌우균형을 이루기 위해 양쪽 모두 시연을 하여 강사 자신의 몸의 정렬을 고려한다. 만약 습관적으로 어느 한쪽 방향으로만 계속 시연을 할 경우 정작 강사의 몸은 바르지 않게 된다.

• 시연을 보일 때 바른 자세와 그릇된 자세를 각각 보여줘도 효과적이다. 그릇된 자세를 보여주게 되면 회원이 실수하는 것을 미리 막을 수 있다. 강

사는 회원에게 있어 거울이다. 강사가 시연을 보이는 자세대로 가능한 따라하려고 한다. 한번은 허리가 아픈 상태에서 고양이 자세를 요가를 교양과목으로 듣는 학생들에게 시연을 보여주고 실시하게 하였다. 그런데 학생들이 자세를 하는 모습을 보고서 순간 내 자신이 저런 모습으로 고양이 자세를 하였구나 하는 것을 깨닫고 놀랐던 적이 있었다. 그러므로 강사는 다른 강사로부터 자신의 자세가 정확한지를 피드백 받고 완성도를 높일 수 있도록 해야 한다.

• 시연을 보여줄 때 방향을 어떻게 잡아야 하는가? 회원과 같은 위치에 있다고 생각하고 설명해야 하는가 아니면 자신의 방향에서 설명해야 하는가? 이를테면 오른쪽 발을 바깥으로 45도 각도로 벌린다는 안내를 할 때 회원과 같은 방향으로 맞추기 위하여 실제로 강사는 자신의 왼쪽 발을 바깥으로 45도 각도로 벌려야 하는지 아니면 그냥 오른쪽 발을 벌려야 하는지는 논의해 볼 만하다. 아헹가 선생의 경우, 시연을 보이는 동안 학생이 따라할 수 있도록 반대편으로 하도록 권하고 있다. 거울에 비친 이미지처럼 회원이 볼 때 같은 방향으로 실시하도록 한다. 처음 지도를 하는 강사의 경우 이 부분은 혼란스러워 한다. 거울을 보면서 목소리 내어 안내하는 연습을 해야 한다.

일부 회원의 경우 강사의 오른쪽과 자신의 오른쪽은 다르다고 인식하여 강사가 회원의 방향에서 요가시연 하는 것을 오히려 거꾸로 하는 경우도 있다. 예를 들어 강사가 왼쪽 다리를 앞으로 뻗는다는 말을 하면서 오른쪽 다리를 뻗게 되면 회원은 강사의 말에 귀를 기울이기보다 강사의 동작을 보고 실시하다보면 강사와 반대쪽(오른쪽)으로 다리를 뻗는 경향도 있다. 이때 강사는 미리 요가시연을 할 때 항상 회원의 입장에서 이해하기 쉽도록 회원과 같은 방향으로 시연을 보인다는 것을 미리 알려주게 되면 이런 혼동은 없게 된다.

2) 요가시연자를 내세운다.

• 요가지도사가 직접 자세를 하지 못할 경우가 있다. 이때는 무리하게 시연을 하려고 애쓰지 않고 그 이유를 간단하게 말해주면서 다른 시연자를 통하여 새로운 자세를 안내할 수 있다.

3) 언어적으로 지도한다.

● 어려운 자세가 아닐 경우, 언어적으로 안내를 하는 것도 자각을 깊게 할 수 있는 이점이 있다. 시연자나 강사의 자세를 보고 습관적으로 자세를 할 경우가 있으나 언어로만 안내할 경우 강사의 목소리에 귀 기울이도록 하는 효과가 있어 좋다.

2. 새로운 아사나 지도 시 고려해야 할 사항

1) 동작설명을 명료하게 한다.
　　간단명료하게 기본 포인트를 이야기하며 설명한다.

2) 자세의 효과와 유의사항을 설명한다.

3) 호흡과 동작이 일치해야 한다.
　　그 이유는 ① 마음을 집중하게 한다.
　　　　　　　② 동작을 더 편안하게 안전하게 할 수 있다.

4) 호흡을 참지 않도록 한다.
　　아사나를 할 때 어지럽거나, 일시적이지만 의식을 상실하거나, 생기 없는 상태는 호흡을 무리하게 참은 결과라고 볼 수 있다.

5) 아사나의 시작자세, 완성자세, 마무리자세를 선명하게 안내한다.
　　모든 아사나마다 어떻게 시작하는지를 나타내는 기본 시작자세가 있으며, 기본자세에서 자세의 완성이라고 할 수 있는 완성자세, 완성자세에서 다시 기본자세로 돌아오는 마무리자세의 과정이 있다. 대체로 처음 지도할 경우, 기본자세와 마무리자세를 설명하지 않고 완성자세를 만들어가는 과정만 시연을 보이는 경우가 있다. 예를 들면 파스치모타나아사나의 완성자세에서 마무리자세를 할 때 설명 없이 상체를 일으켜 세우는 경우가 있다. 새로운 자세를 가르치는 입장이라면 시작자세, 완성자세, 마무리자세를 하나의 흐름으로 보여주는 것이 좋다.

6) 난이도를 적절하게 조절한다.

새로운 아사나를 지도할 때 그 아사나는 회원들한테 너무 쉽지도, 너무 어렵지도 않아야 한다. 난이도가 너무 쉬울 경우 몰입을 잘 하지 않으며, 난이도가 너무 어려울 경우 시도하지 않으려할 수 있다. 난이도가 쉬운 자세일 경우 자각을 해야 하는 포인트를 섬세하게 안내함으로써 지루함을 극복할 수 있다. 난이도가 높은 자세일 경우에는 비교적 난이도가 낮은 선행 자세를 체계적으로 실시함으로써 어렵게 보이는 자세를 실시할 수 있도록 용기를 북돋워줄 수 있다. 자세에 따라서 변형자세를 함께 가르치도록 한다.

7) 선행자세를 먼저 하도록 한다.

만약 시르사아사나를 가르치고자 할 경우,
- 이전 수업에서 시르사아사나의 선행자세를 배웠는지를 파악해야 한다.
- 오늘 수업에서도 선행자세를 실시하도록 한다. 먼저 학생들에게 우타나사나, 아도무카스와나사나, 프라사리타 파도타나사나를 하여 신체적으로, 심리적으로 미리 준비할 수 있도록 한다.

매력적인 요가지도사를 위한 성찰 코너

1. 새로운 아사나를 지도할 때 고려해야 할 사항과 방법을 숙지하여 안내할 수 있다.

수업주제 15. 회원의 자리 배치

나의 경우는 어떤가?

Q. 나는 회원들의 자리배치에 신경을 쓰는가?

Q. 나는 어떤 방법으로 회원들을 자리 배치시키는가?

회원의 자리배치와 요가지도사의 위치는 매우 중요하다. 아헹가 선생님은 회원의 자리배치와 관련하여 다음과 같이 조언을 주고 있다.[33]

- 회원과 강사가 서로 잘 볼 수 있도록 회원들의 자리를 배치시켜야 한다.
- 바르게 줄을 맞춰서 정연하게 있는 회원들은 균형과 절제할 수 있는 감각을 키운다.
- 서서하는 자세에서는 키가 큰 학생은 뒤에서 하도록 한다.

회원의 자리 배치에 대한 다양한 아이디어는 다음 그림1)[34]을 참조하라.

---

[33] B.K.S. Iyengar & Geeta S. Iyengar(2003). Basic Guidelines for Teachers of Yoga. India Pune: Highflown advertising.

[34] 회원의 자리 배치에 대한 그림1은 M.L.Gharote와 S.K. Ganguly(1988)의 『Teaching methods for yogic practices』에 나와 있는 것을 참조하여 그렸음.

그림1) 회원의 자리 배치

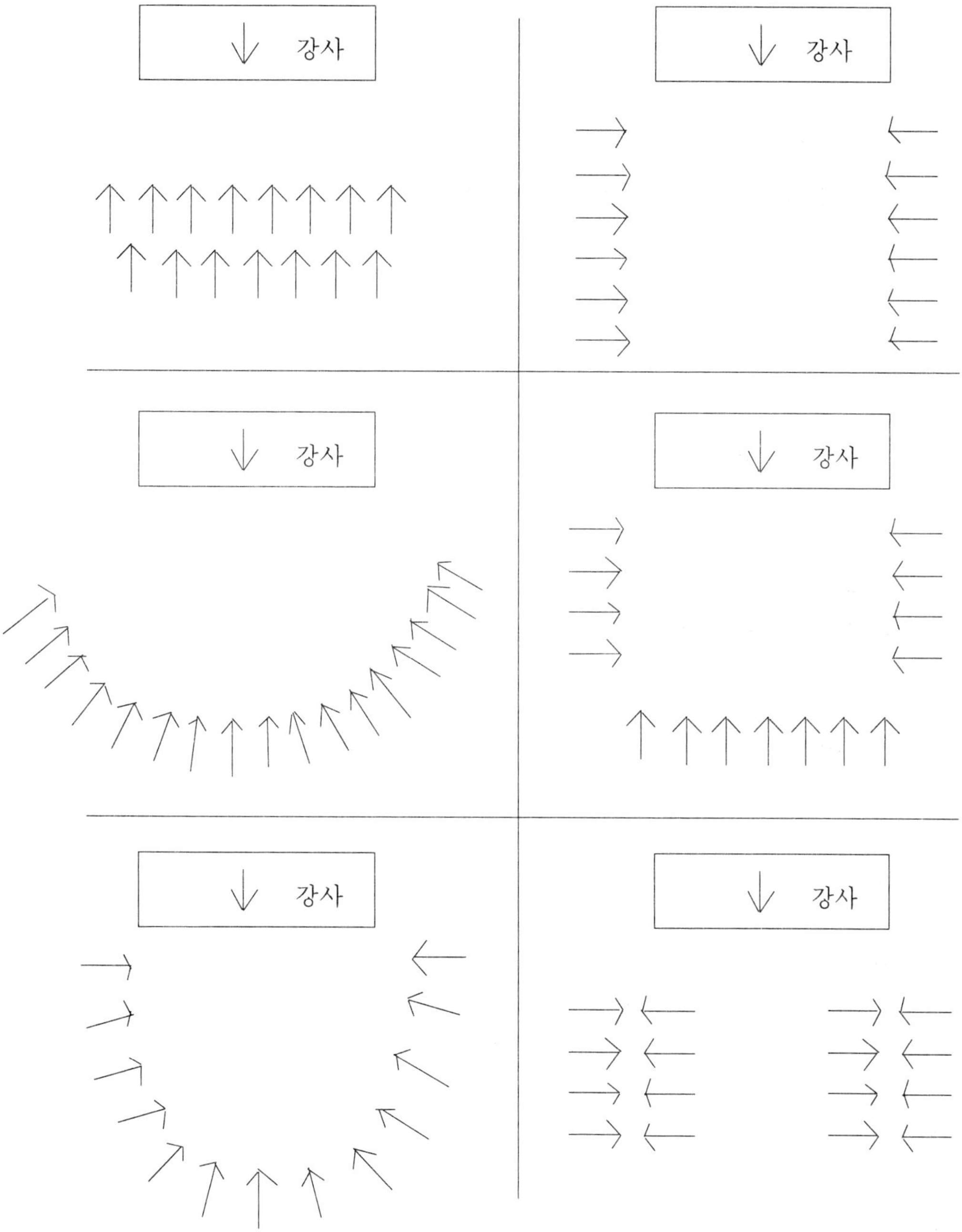

수업주제 16. 요가자세의 교정

1. 요가자세 교정의 목적

- 올바른 자세를 위해서이다.
- 자세에 좀 더 몰입하기 위해서이다.
- 치료 목적을 위해서이다.

2. 교정 방법

1) 언어를 통한 교정법

회원이 안내대로 자세를 취하지 않을 경우, 그 자세의 동작을 언어로 반복하여 교정하는 방법이다. 비하르요가대학교에서 아사나 수업 중 발목 돌리기(goolf ghoornan) 자세를 할 때였다. 양쪽 다리를 뻗은 기본자세에서 강사가 "오른 무릎을 구부립니다." 라는 안내가 끝나기도 전에 어느 한 학생은 이미 자신의 발목이 왼쪽 넓적다리 위로 올리는 동작을 하였다. 이때 강사는 다시 다리를 뻗게 한 다음 같은 멘트로 "오른 무릎을 구부립니다." 라고 반복하였지만 그 학생은 똑같이 오른 발목을 왼쪽 넓적다리로 가져갔다. 강사가한 번 더 즉, 세 번째 안내할 때 그때서야 그 학생은 자각을 하였으며, 강사의 안내대로 동작을 취하였다.

쉬운 자세일수록, 익숙한 자세일수록 자각 없이 습관적으로 하는 경향이 일반적이다. 쉬운 자세나 익숙한 자세를 습관적으로 할 경우, 언어적으로 교정하는 방법이 효과적이라 본다. 언어적인 교정법은 강사의 안내를 귀담아 듣지 않는 사람들에게 소리에 대한 자각을 훈련시킬 수 있는 좋은 방법이다. 비하르요가는 자각을 중시한다. 요가 그 자체가 자각이라는 것을 이해하도록 아사나 수업을 한다. 2년 동안 비하르요가대학교에서 수업을 들었지만 신체를 통한 교정법이나 요가 강사가 직접 자세를 하면서 안내하는 것을 보지 못했다. 강사가 보여주면서 수업을 진행하지 않기 때문에 오로지 목소리에 의존할 수밖에 없었다. 시선이 강사의 몸짓에 가지 않게 되므로 에너지가 바깥으로 흩어지는 것이 아니라 내면으로 흐르게 한다. 목소리에 귀를 기울이면서 동작 하나 하나에 몰입하게 되므로 요가가 자각일 수밖에 없는 것이다.

어떤 것이든 장단점은 있게 마련이다. 언어를 통한 교정법이 자각을 깊게 만든다면 반면에 내가 제대로 동작을 하고 있는지 의문이 생길 때도 있었다. 예를 들면 트리코나아사나를 할 때 골반을 정면으로 향하도록 안내를 하지만 너무나 습관적이어서 자신의 골반이 정면을 향하는지 알 수 없다면, 언어적인 교정법은 비효과적이라 보며, 반면에 신체 접촉을 통한 교정이 효과적이라 본다.

2) 시연을 통한 교정법

요가지도사가 직접 자세를 시연할 수 있다. 즉 잘못된 방법의 자세와 올바른 방법의 자세를 비교하여 시연할 수 있다. 이러한 방법은 자세를 즉각적으로 교정하는데 효과적이다. 예를 들어 흔들리는 야자나무 자세(tiryaka tadasana)에서 옆으로 기울 때 어떤 회원은 상체를 앞으로 숙이면서 기우는 경우가 있다. 이때 강사가 회원이 일반적으로 그릇되게 하는 자세를 보여주고, 바르게 하는 방법으로 자세를 보여줄 경우 비교가 되어 쉽게 교정한다.

시연을 통한 교정법은 강사가 시연을 하게 될 아사나의 완성도가 정확할 때보다 효과적이다. 자신이 자세가 안 되면 그 자세를 정확하게 하는 회원에게 시연을 하도록 하여 자세를 교정할 수 있다. 시연을 할 때 요가지도사는 정확하게 해야 하는 동작이나 자각해야 할 신체부위를 설명할 수 있다.

3) 신체접촉을 통한 교정법[35]

강사가 직접 또는 파트너를 통하여 회원의 신체에 접촉하여 자세를 교정하는 방법이다. 아헹가 선생님은 언어적으로 반복된 설명과 시연을 보고도 이해하지 못할 경우 신체적으로 적응시키는 것이 필요하다고 하였다. 이를테면 어깨의 긴장을 이완하라고 말을 해도 어떻게 해야 이완이 되는지를 이해할 수 없거나, 시연을 보여도 이해할 수 없을 때 신체접촉을 통한 교정이 필요하다고 본다. 신체 접촉을 통한 교정법은 서로가 신뢰가 쌓여있거나 친밀감을 느끼는 경우에 좋은 교정법이다. 신체 접촉은 다섯 감각 중 감촉을 활용한 방법이다. 적절한 방법의 신체 접촉을 통한 교정은 감촉을 통한 치유가 되기도 하는 반면에 상처가 되기도 하며, 자칫 잘못하면 성희롱으로 오해받을 수도 있다.

비하르요가대학교에서 수업을 받을 때였다. 명상자세에서 흐리다야 무드라(hridaya mudra, 심장 무드라)를 하고 쇼올로 상체와 손가락을 감싼 상태였다. 스와미였던 강사가 다가와 쇼올을 살짝 들어 무드라를 제대로 하고 있는지를 살펴보았다. 이때 접촉은 마치 내가 사랑받고 있는 듯 아주 따스한 기운이 감돌았다. 반면에 어느 강사가 차가운 손으로 신체를 접촉하였을 때 그 차가움과 거기에 상응하는 에너지로 인해 근육이 오히려 놀라고 긴장되었던 적도 있다.

이외에도 신체접촉을 통한 교정법과 유사하게 파트너를 이용한 교정법(partner adjustments)이 있다. 이때 유의사항은 파트너끼리 서로 신뢰할 수 있고 친밀감이 형성되어 있을 때 효과적이다.

4) 도구를 사용한 교정법

도구를 사용한 교정법은 주로 아헹가 요가스타일에서 활용되고 있다. 이 부분에 관하여는 '수업주제 7. 도구사용'을 참조하라.

---

[35] 신체접촉을 통한 교정법에 관하여 스테파니 파파스(김재민 역)의 『아사나 교정. 보조 매뉴얼』을 참조하시오.

3. 신체 접촉을 통한 교정 시 유의해야 할 사항

• 강사 스스로 안정되고 편안한 자세와 느낌이 들 때 교정한다. 교정할 때 회원뿐만 아니라 강사 자신의 몸도 돌보아야 한다. 그래야 신체교정을 통한 요가사고를 예방할 수 있다.

• 어떠한 이유 없이 접촉하지 않는다. 신체접촉을 통한 교정이 필요하다고 여겨질 경우, 아무 언급 없이 신체접촉을 하기보다 신체접촉을 하고자 하는 이유와 동의를 구하도록 한다.

• 자세 교정이 필요한 그 신체부위만 접촉한다. 평소 회원의 몸의 상태를 파악하여 회원이 민감하게 여기는 신체부위나, 약한 부위에는 가능한 터치를 하지 않으며, 특히 유의한다.

• 회원이 원하지 않으면 접촉하지 않는다. 요가지도사 자신의 욕구를 먼저 살핀다. 예를 들어 어느 회원이 아도무카 스바나아사나를 하고 있을 때 교정하는 것을 원치 않는다고 말했음에도 불구하고, 강사는 조그만 더 하면 완벽한 자세가 나올 거라고 하면서 허리를 눌러 결국은 다친 적이 있다고 하였다. 이는 회원의 자세에 대한 강사의 집착이며 회원의 욕구보다 강사 자신의 욕구에 의한 요가사고인 것이다.

• 가능한 회원의 신체적 한계를 극복하기 위해 교정하지 않는다. 예를 들면 더 유연하게 만들기 위하여 교정하지 않는다. 자세를 그릇되게 할 경우에 교정하는 것이 바람직하다고 본다.

• 회원의 능력에 맞게 교정하되, 무리하게 하지 않는다.

• 성희롱의 느낌을 주지 않도록 한다. 강사와 회원이 동성이 아닌 이성일 경우 더욱 더 조심해야 한다. 다음은 남성 요가지도사가 여성 회원에게 지도하였을 때 그 회원이 받았던 느낌을 솔직하게 표현한 것이다.[36]

> "특정 아사나 동작을 하는 동안에 다리와 엉덩이에 힘을 주라는 멘트가 있었고, 지도자가 엉덩이에 힘주세요 하며 손가락으로 엉덩이를 꾹꾹 찔러 본다거나, 우르드바 다누라아사나 시에 들어 올려진 허리를 감싸 안고 더욱 위로 올린다던가 하는 경우가 더러 있었는데 다소 당황스러웠다. 몸에 불필요하게 혹은 다소 과도하게 손을 대는 것에 대해서 개인적으로 다소 당황스럽고 불쾌한 느낌마저 들었다."　　　　　　　　(서울지역 소재 요가원)

---

[36] 아래의 사례는 한국요가학회 창립대회 때 조옥경과 왕인순(2006)이 발표한 "한국요가지도자의 현황과 과제-수도권 지역을 중심으로-"에서 참조한 것이다.

"잘 안 되는 동작이 있어서 회원의 몸을 지도자가 너무 강하게 만져서 교정하려고 하는 점이 좀 의아하게 느껴졌다."　　　(경기도지역 소재 요가원)

4. 신체 접촉을 통한 교정의 일반적인 요령

1) 회원에게 교정의 목적을 이해시킨다.
요가지도사는 올바른 자세로 교정하기 위해 접촉하는 것임을 스스로 상기하며, 회원에게도 상기시킨다.

2) 평소에 회원을 관찰한다.
교정이 필요한 신체 부위를 접촉하기 위하여 우선 회원이 어느 자세에서 그릇된 방법으로 실시하고 있는지를 평소에 파악한다. 회원마다 늘 그릇되게 하는 자세가 있다. 평소에 잘 보았다가 기회가 될 때 교정하는 것이 좋다. 그 회원이 신체접촉을 통한 교정을 편안하게 수용할 수 있을 때 교정하는 것이 좋다.

3) 접촉하기 전, 그 아사나에서 접촉하는 이유와 방법을 설명한다.
접촉하는 도중에는 요가지도사는 '괜찮은지'를 회원에게 물으면서 서로 교감을 이루도록 한다.

4) 수업 전 사전 동의를 구한다.
수업의 도입단계에서 자세교정의 필요성을 미리 언급하는 것이 좋으며, 필요할 경우 신체접촉을 통한 교정을 할 수 있음을 미리 알려준다. 또한 회원의 동의를 사전에 구하기 때문에 원하지 않을 경우 하지 않는다는 것도 미리 알려준다. 그러면 회원이 덜 긴장하게 된다.

5) 회원으로 하여금 성취감을 느끼게 한다.
도구사용 또는 실제적인 접촉을 통하여 교정을 받았을 때 회원으로 하여금 성취감을 느끼게 한다. 평소에 회원이 할 수 없었던 자세를 신체접촉이나 도구사용을 통하여 교정 받았을 때 그 자세의 완성도와 정확도를 높이게 되면 회원은 수업의 만족도가 높아지게 되며 그 강사를 신뢰하게 된다.

6) 한 번에 너무 많은 교정을 하지 않는다.

요가교수법 시간이었다. 대체로 학생들은 자신이 평소에 친하게 지내는 사람에게 다가가 신체 접촉의 교정을 하는 경우가 일반적이다. 어느 학생은 한 시간 수업 동안 한 학생에게 신체 접촉을 통한 교정이 무려 12번이었다. 거의 모든 자세마다 다가가 그 학생에게 신체 접촉한 경우라고 볼 수 있다. 요가지도가 끝난 후 피드백 시간에 신체 접촉을 받은 그 학생에게 어떠했는지를 물어보았다. 그 학생은 아니나 다를까 강사가 자기에게 너무 자주 다가와 자세마다 교정을 해주니 부담이 되었다고 했다. 이처럼 지나치게 교정을 하게 되면 자세의 교정은 될지 모르나 무의식적으로 회원에게 심리적 위축감을 줄 수 있다.

물론 모든 것은 일반화될 수 없지만, 신체접촉을 아예 싫어하는 경우도 있을 것이고 신체접촉을 통한 교정이 많을수록 좋아할 사람도 있겠지만 적정한 선이 중요하다. 1시간 수업을 기준으로 볼 때 1~2 자세 정도가 적합하다고 본다.

활동코너1. 자신의 신체 열등감을 이해하고, 신체에 대한 신념 찾기

목적: 사람마다 열등감을 느끼는 부위가 다름을 이해하고 회원의 신체적인 열등감을 파악하여 자세 교정 할 때 자각하도록 한다. 신체적 콤플렉스가 강할수록 그 부위에 민감해진다. 심할 경우, 신체접촉도 힘들뿐만 아니라 노출하는 것 조차 어려움을 가질 수 있다. 우선 상대의 신체적 콤플렉스를 이해하기 위해 자신의 신체적 콤플렉스부터 어루만져 줄 수 있어야 한다.

활동: 자신의 신체적인 콤플렉스를 수용하고 나누기

활동코너2. 자신의 몸에 대해 가지는 생각 혹은 신념은?

목적: 몸(육체적인 몸)에 대한 바른 이해를 하는데 있다.

활동: 자신이 평소 몸에 대해 생각하는 생각 혹은 신념을 찾아 쓰기

활동코너3. 신체접촉 활동

목적: 요가자세를 교정하기 위해 회원과의 신체접촉을 통한다. 신체접촉이 스스로 편안해지도록 하기 위해서이다.

활동: 마사지하기. 발 만지기

활동코너4. 실제로 요가자세를 교정하기

1) 한 아사나를 선정하여 파트너끼리 지도한 다음 교정하도록 하기.
2) 서로 역할을 바꾸어 실시한다.
3) 피드백을 서로 주고받는다.

매력적인 요가지도사를 위한 성찰 코너

1. 요가자세 교정 시 유의해야 할 사항을 말할 수 있다.
2. 요가자세를 교정하는 일반적인 요령을 이해한다.
3. 교정이 필요한 기본 아사나를 이해하고, 그 아사나의 자세를 교정할 수 있다.

수업주제 17. 회원을 관찰하는 방법

나의 경우는 어떠한가

Q. 요가지도사로서 나는 회원들을 관찰하는 편인가?
Q. 회원들을 관찰할 때 무엇을 관찰하는가?

요가지도 할 때 회원을 관찰해야 하는 이유는 다음과 같다.

- 기법을 정확하게 하는지를 알기위하여
- 요가 사고를 예방하기 위하여
- 자세 교정을 위하여
- 어느 정도 몰입하여 수련을 하는지를 파악하기 위하여 (자각의 유무)

1. 요가 수련 시 다치는 경우는 언제인가

- 교사가 학생이 어떻게 하는지를 관찰하지 않을 때
- 학생이 교사가 하는 말에 귀 기울이지 않을 때
  어떤 자세를 이미 알고 있다고 생각할 경우, 또는 강사가 무슨 자세를 안내하는지 전달이 잘 되지 않고 대충 자신이 알고 있는 기존의 자세를 생각하여 실시할 경우
- 회원이 자각하지 않고 다른 생각할 때
- 자신의 신체 한계를 고려하지 않고 무리할 때(욕심, 경쟁)
  매일 아사나를 수행하는 사람들조차도 적절하지 않은 방법으로 행할 수 있다. 과정이나 여정이 아니라 목표에 초점을 두거나 억지로 행해지는, 즉 몸에 자연스럽지 않은 어떤 이상적인 자세에 몸을 맞추려고 시도하는 아사나는 긴장이나 부상을 가져올 수 있다. 초연함을 함양하지 않고 행해지는 아사나는 비록 신체적인 수준에서는 도움이 될지라도, 몸에 대한 고착을 증가

시키고 마음과 감정들을 경직되게 할 수 있다. 지나치게 아사나를 강조하는 것도 좋지 않다. 그것은 몸의식을 증가시키고 신체적인 에고를 강화할 수 있다.[37]

회원의 욕심과 마찬가지로 강사의 욕심도 고려해야 한다. 강사가 때로는 회원보다 더 욕심이 많아서 억지로 어떤 자세를 실시하게끔 하는 경우도 있다. 마치 회원이 그 자세를 하게 되면 자신이 잘 지도하여 그렇게 되는 것으로 착각하여 가르치는 자의 에고가 드러나는 수업을 할 때도 요가 사고를 당할 수 있다.

• 프로그램 구성이 미숙할 때 즉 난이도를 고려하지 않고 지도할 때

몸이 이완되어 있지 않은 상태에서 강도 높은 자세를 실시할 경우이다. 요가 수업 때 대체로 빠완묵따사나를 실시하는 까닭은 관절과 근육을 이완하고, 주의를 몰입하기 위해서이다. 따라서 강사는 쉽게 보이는 자세일수록 더 몰입하여 이완할 수 있도록 안내할 필요가 있다.

• 개인의 체형, 체질, 연령, 신체질환 등을 고려 없이 지도할 경우

개인에 맞는 맞춤요가가 필요하다.

활동코너 1. 외모의 변화를 알아차리기 (짝지어서/ 그룹전체)

목적: 회원의 행동변화를 관찰하는 능력을 향상시킨다.

활동: 2인1조로 형성하여 한명은 관찰자가 되며, 다른 한명은 헤어스타일, 의상 및 장신구의 착용 등에 변화를 주어 관찰자로 하여금 처음과 다른 변화가 무엇인지를 찾아내게 한다.

활동코너 2. 아사나 하나를 선정하여 지도하기

목적: 아사나 지도 시 정확하지 않은 자세를 파악하는 능력을 기른다.

활동: 한 학생이 아사나를 지도하며, 다른 학생들은 안내대로 실시한다. 단 일부 학생들은 강사가 안내하는 대로 실시하지 않고 일부러 다르게 실시함으로써 어떻게 다르게 실시하고 있는지를 지도가 끝난 후 강사가 알아맞히도록 한다.

---

37) 데이비드 프롤리(2007). 『요가와 아유르베다』. 김병채, 정미숙(역). 슈리 크리슈나다스 아쉬람. p.264.

2. 관찰 방법

　요가지도 할 때 학생의 어디를 보아야 하는가? 즉 학생의 무엇을 관찰해야 하는가에 대하여 아헹가 선생님은 아사나를 하고 있는 모든 학생을 보아야 하며, 학생의 얼굴보다는 동작 안내에 따른 신체부위를 관찰하라고 한다.

1) 아사나를 하고 있는 모든 학생을 보라.

　강사는 모든 회원들을 한 눈에 들어올 수 있도록 여유를 가져야 한다. 회원들 앞에 서면 강의 경험이 없을수록 모든 회원들이 눈에 들어오지 않게 된다. 회원이 모두 눈에 들어올 때까지 앞에서 서는 연습을 할 필요가 있다. 처음부터 지도하는 것이 부담이 될 때는 다른 강사의 지도에 보조강사로 참여함으로써 회원들을 보는 여유를 가지는 훈련이 필요하다.
　학생이 눈에 들어오지 않는다는 것은 교감을 할 준비가 되어 있지 않다는 것을 의미한다. 처음 요가수업을 하는 학생들을 보면 모든 회원을 보는 것이 아니라 앞에 있는 회원들만 보는 경향이 있다. 이는 30명의 회원이 수업을 들었지만 실제로 지도는 5명 정도만 한 것과 다름없다.

2) 학생의 얼굴보다는 언급되고 있는 신체부위를 보라.

　지도자로서 한 번에 모든 학생들을 볼 수 없다면, 한 번에 하나의 지시를 주고 그것을 하는지를 보아야 한다. 예를 들어 발에 대해 이야기하면 모든 학생들의 발을 보아야 한다. 지도자로서 모든 아사나의 포인트를 알 필요가 있다.

3) 완성자세를 관찰하여 자세의 완성도, 정확성, 이완 상태(얼굴표정, 호흡)를 파악한다.

4) 호흡을 관찰한다.

아사나를 할 때는 호흡은 자연스러워야 한다. 수련 동안 회원의 호흡이 편안하고 이완되어 있는지를 관찰해야 한다. 호흡이 불규칙하거나 숨을 참고 있을 때는 특히 자세를 유지하고 있을 때 긴장한 나머지 호흡을 참는 경향이 있다. 이때 언제든지 들숨과 날숨을 알아차리도록 안내함으로써 편안한 호흡을 할 수 있도록 해야 한다. 아사나에서 어지러움, 일시적인 의식상실, 활기 없음은 호흡을 참은 결과이므로 주의 깊게 관찰할 필요가 있다.

> 참고. 아사나 하면서 호흡이 잘 되지 않는 이유[38]
> ① 아사나를 너무 오래 했거나
> ② 숨을 참았거나
> ③ 잘못된 자세로 실행 했거나
> ④ 아사나를 무리하게 해서 쇠약해졌기 때문일 수 있다.

[38] B.K.S. Iyengar & Geeta S. Iyengar(2003). Basic Guidelines for Teachers of Yoga. Highflown advertising.

3. 관찰되어야 할 신체부위

다음은 자세를 정확하게 하기 위하여 관찰되어야 하는 신체부위이다.

〈좌골, 골반이 토대가 되는 아사나들〉

파드마아사나, 싯다아사나, 스와스티카아사나, 세투반다 아사나,

자누 시르사 아사나, 받다코나 아사나, 하누만 아사나, 우스트라 아사나,

  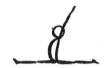

단다 아사나, 파스치모타나 아사나, 우파비스타코나 아사나,
고무카아사나,

  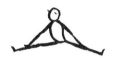

마르치야 아사나, 우바야 파당구쉬타아사나, 나바 아사나, 비라아사나

  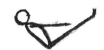

〈발이 토대가 되는 아사나〉

안내를 할 때 발이 제대로 정렬되어 있는지를 보아야 하는 자세들은 거의 모든 서서하는 아사나들이다.

예를 들면, 타다아사나, 브륵샤아사나, 비라바드라 아사나 I,II,III,

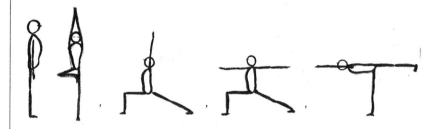

운타나 아사나, 트리코나아사나, 파리브르타 트리코나아사나,
파르스보타나아사나, 운티타 파르스바코나아사나

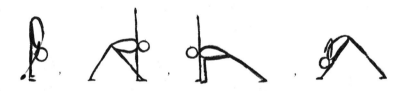

가루다 아사나, 운카타 아사나, 프라사리타 파도타나 아사나, 아르다
받다 파드모타나 아사나

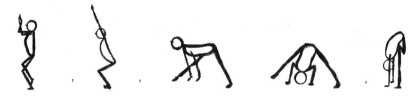

〈어깨 정렬을 보아야 하는 아사나〉

할라아사나, 사르반가아사나, 비파리타카라니, 카르나피다, 시르사아사나,

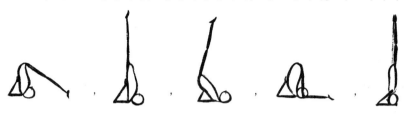

핀차마유라, 아도무카브륵샤아사나, 마르자리아사나이다.

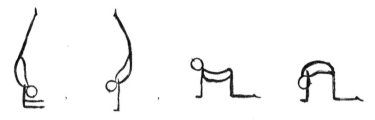

〈손과 다리의 정렬을 먼저 관찰해야 하는 아사나〉
모든 엎드리는 자세들이다.

예를 들면, 고양이자세(마르자리아사나), 호랑이자세, 고양이 변형자세들,

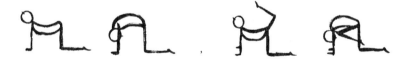

아도무카스바나 아사나, 우르드바 스바나 아사나, 우르드바 다누라아사나,

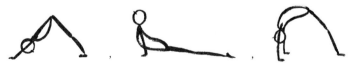

차크라아사나, 차투랑가 단다아사나, 부장가아사나

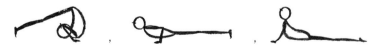

수업주제 18. 실수 대처 방법

나의 경우는 어떤가?

Q. 요가지도사로서 실수한 경험이 있는가? 있다면 주로 어떤 실수를 하였는가?

Q. 요가수업 중 실수할 때 어떤 태도로 마무리하였는가?

1. 실수의 유형

- 동작의 방향
  오른쪽으로 고개를 돌린다를 왼쪽으로 고개를 돌린다라고 하는 경우이다.

- 언급할 신체부위의 실수
  오른발을 안내해야 하는데 왼발을 안내하는 경우이다.

- 동작과 호흡의 불일치의 실수
  숨을 마시면서 상체를 일으키는 것을 숨을 내쉬면서 상체를 일으킨다로 표현할 경우이다.

- 아사나 명칭을 잘못 안내하는 실수
  쟁기자세(할라아사나)를 하면서 어깨로서기 자세(사르반가아사나)로 명칭을 안내하는 경우이다.

- 아사나의 효과나 유의사항을 잘못 안내하는 실수
  이런 경우는 아사나의 효과를 체험하게 하기 보다는 외웠던 효과를 전달하려고 할 때 실수한다.

- 목소리의 실수
  긴장한 나머지 발음이 또렷하지 않거나 말이 끊어지는 경우이다.

2. 실수를 대처하는 태도

1) 자신의 실수에 강사 스스로 위축되는 경우

때로는 회원들이 전혀 눈치를 채지 못하는 것을 강사 스스로가 실수를 했다고 고백하면서 죄송하다는 말을 하는 경우가 있다. 어떤 강사는 자신의 요가수업에서 실수에 대해 죄송하다는 말을 세 번을 하였지만 정작 다른 회원들은 무엇이 실수였는지를 수업이 끝나고도 알지 못한 경우가 있었다. 오히려 강사가 너무 자주 죄송하다는 말을 하는 바람에 수업의 흐름이 자연스럽지 못하였다. 그러므로 회원이 눈치 채지 못하는 실수는 자연스럽게 넘어가도록 한다.

2) 자신이 무엇을 실수했는지를 모르는 경우

너무 긴장된 나머지 자신이 무엇을 어떻게 실수했는지를 모르는 경우가 있다. 이때 회원은 모두 강사의 실수를 알지만 강사 혼자 모르는 경우이다. 예를 들어 위에서 언급한 동작방향, 신체부위, 호흡과의 불일치의 경우는 회원이 더 잘 안다. 때로는 강사의 실수를 무시하고 회원이 알아서 하는 경우도 있지만 강사의 안내에 몰두하는 회원은 순간 강사의 실수로 에너지 흐름이 끊어지는 경우가 있다. 회원들 간의 동작이 일치되지 않거나 에너지 흐름이 끊어진 것이 느껴지면 자신의 실수를 곧바로 알아차리도록 한다.

3) 실수를 하였을 경우에는 자연스럽게 흐름을 중요시한다. 강사 스스로 이완하여 실수했던 것을 자책하거나 실수한 것에 에너지가 머무르지 않도록 한다. 어떤 강사는 너무 완벽하게 하려는 태도 때문에 조금의 실수도 허용하지 않으려고 한다. 알다시피 완벽한 수업은 없다는 것을 수용하자.

매력적인 요가지도사를 위한 성찰 코너

1. 요가수업에서 일어날 수 있는 실수의 유형을 파악하며, 수업에서 일어나는 실수를 적절하게 대처할 수 있다.

수업주제 19. 요가지도안 준비

나의 경우는 어떤가?

Q. 요가지도안을 작성하는 것이 중요한가? 만약 그러하다면 왜 그러하며, 그렇지 않다면 왜 그러한가?

Q. 요가지도사로서 당신은 요가지도안을 작성하는가? 만약 그렇다면 어떻게 작성하는가?

1. 요가지도안이란?

요가지도안은 요가수업을 어떻게 할 것인지에 대한 수업설계 및 계획서이다. 마치 집을 짓기 위해 설계 도안이 필요하듯이 요가수업에서도 지도안이 필요하다. 집의 설계도를 보면 그 집의 윤곽이 보이듯이 지도안을 보면 요가수업의 전체적인 윤곽이 보이게 된다.

2. 요가지도안 작성의 중요성은?

- 생각을 체계화한다.
- 자신감이 생겨서 실수를 없앤다.
- 수업목적과 전체 수업방향을 지속적으로 유지할 수 있다.
- 시간 배분을 효과적으로 할 수 있다.
- 다음 수업계획을 위한 자료가 된다.
- 그날 수업의 전체 평가를 할 수 있다.
- 수업의 난이도를 조절할 수 있다.
- 프로그램의 전체적인 구성을 파악할 수 있다.

3. 요가지도안 작성 시 고려해야 할 사항

1) 수업 기간: 1개월, 2개월, 3개월, 6개월 등
2) 수업 횟수: 1주 5회, 3회, 2회, 1회 등.
3) 수업 시간: 50분 수업, 1시간 수업, 70분 수업, 80분 수업 등....
4) 수업 대상
  ① 수련의 정도에 따라 분류: 초보자, 중급자, 향상된 수련자
  ② 연령 및 특성에 따라 분류: 어린이, 청소년, 노인, 임산부, 직장인, 여성 등
  ③ 치료목적의 대상에 따라 분류: 자세 교정, 고혈압, 요통 등
  ④ 수업주제에 따른 대상: 다이어트 요가, 파워요가 등

5) 수업주제: 수업주제는 수업의 전반적인 내용을 다루고 있다.
    수업주제는 수업기간에 따라 작성가능하다. 예를 들어 1주, 2주, 3주, 혹은 1개월, 2개월 단위로 수업주제를 정하여 작성할 수 있다. 수업주제는 회원의 욕구를 반영하도록 한다. 요가프로그램 이름에서 이미 수업주제가 반영되기도 한다. 예를 들어 파워요가, 다이어트 요가, 척추교정요가, 집중력 향상 요가, 키가 쑥쑥자라는 요가 등 이름만 들어도 무엇을 다루고 있는지가 파악된다.

6) 수업목표: 수업목표는 회원이 구체적으로 얻게 되는 것을 제시한다.
  ① 장기 수업목표: 1개월 이상
  ② 단기 수업목표: 1주 또는 1주~ 4주
  ③ 그날 수업목표: 1일

- 수업목표는 구체적이며, 간단명료해야 한다.
- 가능한 행동으로 표현할 수 있어야 한다. 예를 들어, '설명 할 수 있다.' '실시할 수 있다' 와 같은 행동어로 제시한다.
- 수업주제와 수업목표 그리고 동기부여를 연결시켜 안내하는 방법을 연습할 필요 있다. 수업주제가 보다 포괄적이라면, 수업목표는 구체적이며, 성취 가능한 것이다.

4. 나만의 요가지도안을 작성하기

1) 강의 기관에 제출하기 위하여 작성하는 강의계획서

강의 기관에 제출하기 위한 요가지도안은 위의 고려해야 할 사항을 참조하여 그 기관의 양식에 맞게 작성한다. 만약 그 기관의 양식이 없다면 간결하면서도 한눈에 들어올 수 있는 요가지도안을 작성하도록 한다. 마치 이력서를 보고 면접을 결정하듯이 요가지도안을 보고 면접을 결정할 수 있음을 기억하자.

2) 자기성찰을 위한 요가지도안

자기성찰을 위한 요가지도안은 요가수업을 할 때마다 늘 소지하면서 아래의 내용을 고려하여 작성하는 습관을 기르도록 한다.

- 그날 수업의 주제와 목표
- 그날의 수업에서 좋았던 점
- 회원으로부터 받은 피드백 내용
- 질의응답
- 회원이 향상되었던 점
- 다음 수업에서 보완해야 할 점

3) 요가지도안의 예

1회 요가수업에 대한 요가지도안 작성의 예는 부록 6과 7을 참조하라.

활동코너 1. 수업주제, 목표, 동기부여를 안내하기

1개월 수업의 주제:

주별 수업목표:

동기부여:

활동코너 2. 기관 제출 용 요가지도안 작성

아래의 내용을 고려하여 기관에 제출할 요가지도안을 작성해보자.

대상: 일반인 초급반

기간: 3개월, 주 2회, 1회 50분 수업

매력적인 요가지도사를 위한 성찰 코너

1. 요가지도안의 필요성과 중요성을 설명할 수 있다.

2. 요가지도안 작성 시 고려해야 할 사항을 설명할 수 있다.

3. 요가지도안을 실제로 작성할 수 있다.

수업주제 20. 톡톡 튀는 하타요가 수업

나의 경우는 어떤가?

Q. 나는 요가수업에서 시각화 혹은 심상을 활용해본 적이 있는가?
Q. 요가수업에서 스토리텔링의 방법으로 수업을 활용해 본 적이 있는가?
Q. 요가수업에서 음악, 아로마를 활용하여 수업을 해본 적이 있는가?

간혹 색다른 방법으로 하타요가 수업을 이끌고 싶을 때가 있을 것이다. 마치 양념을 어떻게 하는가에 따라 독특한 맛을 낼 수 있듯이 요가수업도 그러하다. 수업에 활용할 수 있는 방법은 다음과 같다.

1. 시각화를 활용한 수업

아사나를 할 때 시각화를 통해서 실시할 수 있다. 마치 실제로 하는 것처럼 심상으로 실시하는 것이다. 이때 균형자세, 어려운 자세일수록 효과적이다. 실제로 아르다 찬드라사나를 먼저 심상으로 시각화를 한 후 실시하였을 때 평소보다 더 안정되고 편안하게 오랫동안 유지하는 경우가 있었다.
심상으로 하였을 때 마치 몸을 움직여서 실시한 것과 같은 효과를 지니게 되므로 시각화를 활용한 수업은 요가치료에서도 도움이 된다.

2. 스토리텔링의 수업스타일

특정한 주제를 정해놓고 주제에 맞는 이야기를 엮어서 요가프로그램을 구성하는 방법이다. 예를 들어서 오늘 수업의 주제가 '용기'라고 할 때 아사나를 안내하고 유지할 때 용기를 북돋워 줄 수 있는 멘트를 한다. 또는 아사나의 신화적인 스토리를 중심으로 엮어서 프로그램을 구성할 수도 있다. 어린

이요가와 실버요가에서 효과적이다.

3. 아로마를 활용한 수업

아로마를 활용한 수업은 1) 회원의 피부에 직접 발라주는 방법과 2) 아로마 향을 피우는 방법이 있다. 회원의 피부에 아로마 오일을 직접 발라주는 경우는 특정한 신체부위와 오일의 성향을 잘 파악하고 있어야 한다. 아로마 향은 수업 전이나 혹은 사바사나로 휴식할 때 활용할 수 있다. 이 또한 수업의 목적에 맞게 아로마 오일의 특성을 잘 고려해야 한다.

4. 음악과 소리를 활용한 수업

하타요가에 음악명상을 활용하는 방법이다. 음악의 다양한 진동과 파동이 하타요가 수업에 도움이 되는 것이다. 음악을 선정할 때 수업의 주제와 조화를 이루어야 한다. 아사나의 역동성을 고려하여 음악을 선정하는 것이 좋다. 대체로 역동적이거나 힘이 드는 아사나일수록 빠른 음악이 효율적이다. 반면에 이완을 가져오거나 에너지를 내면으로 향하게 하는 수업일 때는 고요한 명상음악이 더 효율적이다.

음악을 활용할 때 요가수업 전체 다 활용하는 방법과 시작과 마무리단계에서 혹은 중간의 전개 단계에서 창의적으로 활용가능하다.

소리를 내는 기법이 자세와 결합되면 수련을 효과적으로 강화시키고, 주의를 집중시키며, 날숨을 심화하고, 기관의 순환을 높이며, 정서의 균형을 잡아 준다. 소리는 내적 진동을 만들어 각기 다른 신체 부위의 순환을 높여준다.[39]

5. 무드라와 명상을 활용한 수업

무드라의 종류가 다양하지만, 주로 자세무드라를 중심으로 활용가능하다.

---

[39] Gary Kraftsow(2011). 『웰니스를 위한 비니요가』. 조옥경 역. 학지사. p.45.

위빠사나를 응용하거나 또는 요가의 쁘라띠야하라와 다라나의 기법을 응용하여 자세중심의 하타요가에다 명상을 도입하는 방법이다.

6. 빈야사 크라마를 활용한 수업

수리야 나마스카라 처럼 일정한 동작들을 마치 하나의 흐름으로 구성할 수 있다. 일반 하타요가 수업에 활용함으로써 보다 역동적으로 실시할 수 있다. 다음은 아도무카스바나사나의 빈야사 크라마를 활용한 경우이다.[40]

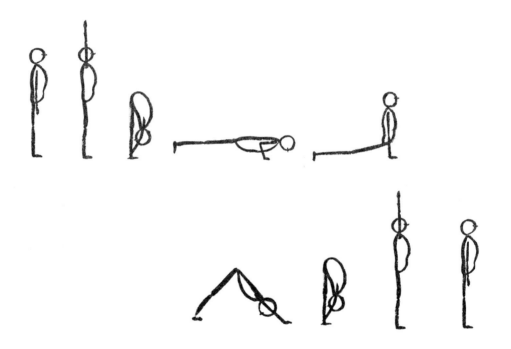

이처럼 평소 빈야사 크라마를 몇 가지 구성한 다음 목적에 맞게 활용할 수 있다.

---

40) TKV Desikachar, K Desikachar, Frans Moors(2001). The Viniyoga of Yoga. Krishnamacharya Yoga Mandiram. p.309.

3. 그룹 속의 개인 맞춤요가

수업주제 1. 회원의 한계를 파악하기

일반적으로 요가의 위험은 회원들이 자신의 한계를 무시하고 자세를 무리하게 하려는데 있다. 강사는 회원으로 하여금 자기 몸의 한계를 알게 할 필요가 있다.

자기 신체의 한계를 수용하게 되면,
- 다른 사람과 비교하거나 경쟁하지 않게 된다.
- 몸의 한계는 몸을 다치지 않게 하려는 마음으로 자각하도록 돕는다.
- 자기 몸의 한계를 알면, 다양한 방법으로 자세를 적응시킬 수 있다. 즉 자세의 난이도를 달리하거나, 호흡을 변화시키거나, 자세를 반복하거나, 자세를 유지하는 시간을 달리할 수 있다.

자기 신체의 한계를 파악하는 방법 ;

1. 몸의 균형을 파악하기: 모든 한발로 서기 자세

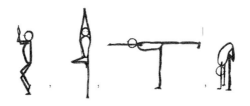

2. 몸의 유연성을 파악하기: 파스치모타나사나, 부장가아사나

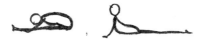

3. 몸의 강함을 파악하기: 자세의 유지시간

4. 척추의 정렬을 파악하기: 타다사나, 파스치모타나사나, 할라아사나

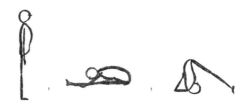

5. 호흡과 동작의 일치 파악하기: 하스타 웃타나아사나

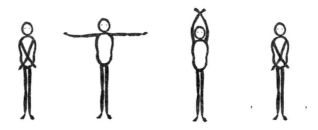

수업주제 2. 그룹 속의 개인지도

개인 요가지도가 아닌 경우, 대체로 그룹으로 회원들을 지도한다. 이때 회원들마다 요가의 경험도 다양하고 개인의 성향이 다름에도 불구하고 이른바, 개인차를 고려하지 않고 모든 회원에게 보편적으로 지도하는 한계가 있을 수 있다. 이런 한계를 극복하기 위해 그룹 지도 안에 개인맞춤 요가가 필요하다.

크리슈나마차리아는 『Yoga Rahasya』에서 개인에 맞추어서 요가를 지도해야 하는 것을 강조하고 있다. 남인도 크리슈나마차리아 요가만디람에서 이루어지고 있는 비니 요가(vini yoga)는 다음과 같은 성향을 고려하고 있다.

- 체형 : 개인의 체형이나 아유르베다의 체질을 고려할 수 있다.
- 시간 : ① 언제 수련해야 하는지를 고려한다 (아침, 점심, 저녁 등).
　　　　② 얼마동안 수련해야 하는지를 고려한다. (1시간, 50분 등)
- 장소 : 회원이 살고 있는 곳을 고려한다. 예를 들어 산, 도시, 시골, 바닷가 등 사는 곳에 따라 수련방식이 다르다. 산은 산소가 부족해 호흡하기 힘든 것을 고려하여 프로그램을 구성한다. 수련 가능한 곳을 고려해야 한다.
- 계절 : 계절을 고려하여 수련해야 한다. 춥다면 역동적으로 하도록 한다. 더운 데 역동적인 자세를 반복할 경우 피로함을 느끼게 된다.
- 연령 : 나이에 따른 신체발달의 특징을 고려한다. 몸이 변하므로 그에 맞는 수련도 달라져야 한다. 예를 들어 어린이들은 역동적인 아사나, 빈야사 형태의 아사나를 지도하게 되며, 성인의 경우, 사회생활, 일 등으로 스트레스를 받기 때문에 스트레스를 해소하는데 초점을 두거나, 60세 이상의 노인은 아사나보다 호흡법, 명상을 더 활용한다.
- 직업 : 낮에 일하는지, 혹은 밤에 일하는가에 따라 다르다. 하루 중 어떤 일을 하는가에 따라 프로그램은 달라야 한다. 앉아서 일을 많이 하는지 등을 고려해야 한다. 만약 앉아 있는 경우가 많다면 서서하는 아사나를 해주는 것이 좋다. 그리고 요가수련 후에 바로 어떤 일을 하는지도 고려해야 한다.

- 능력 : 이 순간 그 사람이 할 수 있는 것을 고려해야 한다. 예를 들어 아사나 중에서 할라아사나를 할 수 있는지 또는 할 수 없는지를 고려하여 프로그램을 구성해야 한다.
- 욕구 : 욕구를 고려하여 프로그램을 구성해야 한다.
- 환경 : 시끄러운 곳인지, 조용한 곳인지 등 환경을 고려한다. 환경이 건강을 지키는 제일 큰 요인이다.
- 음식 : 어떤 음식을 섭취하는지, 식습관을 고려한다.
- 라이프스타일 : 언제 일어나고, 자는지, 누구를 만나는지, 무엇을 하는지를 고려해야 한다.

토론 : 개인별 맞춤요가는 언제 안내하는가?

- 개인별 맞춤요가는 회원이 그 자세에 익숙해져 있을 때 실시하는 것이 효과적인 것 같다. 개인별 맞춤요가를 실시할 때, 에너지가 흩어지는 경험을 할 수 있다. 회원이 자신이 어떻게 자세를 취해야 할지를 명료하게 아는 경우는 보다 효과적이지만, 어떻게 해야 할지 혼란으로 에너지가 흩어질 수 있다. 따라서 회원이 잘 모르는 자세이거나, 익숙하지 않은 자세일 경우는 요가지도사가 전체적으로 이끌어가며, 익숙한 자세일 때 개인에게 맞는 맞춤요가를 안내한다.

4. 요가교수법의 원리

수업주제 1. 요가교수법의 원리

나의 경우는 어떤가?

Q. 요가지도사로서 아사나에 대한 철학을 가지고 있는가?
Q. 요가지도사로서 요가교수법의 원리를 나름대로 가지고 있는가?

1. 아사나에 대한 철학

아사나에 대한 철학이 없을 경우, 요가지도 시 유행하는 요가스타일을 쫓아가게 된다. 가르치는데 있어서 중심이 서지 않는다. 아사나에 대한 철학이 있을 경우, 자신의 요가지도 스타일에 영향을 주게 되며, 회원이 강사에게 티칭방법에 대해 질문할 경우 적절하게 설명할 수 있다.

아사나에 대한 자신의 철학을 확립하기 위하여 다음 사항을 고려하면 도움이 되리라 본다

- 나는 몸을 어떻게 보는가?
- 아사나를 하는 목적이 무엇인가?
- 아사나 수련에서 무엇을 강조하고 싶은가?

2. 아사나 티칭에 대한 주요 원리

아사나 지도 시 티칭에 대한 나름의 원리와 철학이 굳건하게 서 있어야 한다. 아사나 티칭의 원리는 자신만의 티칭스타일을 만들어가는 과정이기도 하다. 다음의 티칭 원리들을 참고하여 자신만의 티칭 원리를 만들어가길 권한다.

1) 아사나 수련은 안정되고 편안해야 한다.

- 어떤 자세이든 안정과 편안함을 유지해야 한다.
- 호흡을 관찰함으로써 자세가 안정되고 편안한지를 알 수 있다.
- 완성자세의 강함과 유연성의 정도를 통하여 파악한다. 완성자세에서의 이완, 얼굴표정을 통하여 자세의 안정과 편안함을 파악한다.

2) 아사나 수련은 척주를 중요시하며 강화한다.

- 몸의 기둥인 척추 전체와 골반의 바른 정렬을 강조한다.
- 바른 체형을 가질 수 있도록 몸의 좌우, 앞뒤의 균형을 강조한다.

3) 아사나 수련은 자각을 강조 하며, 몸, 호흡, 마음의 통합을 자각한다.

- 모든 자세마다 자각을 강조한다. 어떤 동작도 습관적으로 익숙하게 하지 않는다. 마치 처음 하는 자세인 것처럼 동작마다 깨어있도록 한다.
- 호흡을 통해 신체의 자극과 저항을 완화하도록 한다. 호흡은 몸과 마음을 연결하는 도구임을 이해하고 몸의 저항을 호흡을 통해서 조절할 수 있도록 한다.
- 호흡과 동작을 일치시키도록 한다.

4) 아사나 수련은 맞춤요가이어야 한다.

- 개인의 체형, 체질, 욕구를 반영한 수련이어야 한다.
- 아사나의 수련의 목적이 뚜렷해야 한다. 수련을 통하여 개인이 무엇을 향상시키고 싶은지를 명료화해야 한다.

5) 아사나 수련은 에너지를 내면화할 수 있어야 한다.

- 에너지를 각성할 수 있어야 한다.
- 각성된 에너지를 내면으로 모을 수 있도록 한다.

매력적인 요가지도사를 위한 성찰 코너
1. 아사나에 대한 나의 철학을 설명할 수 있다.
2. 자신의 요가교수법의 원리를 설명할 수 있다.
3. 자신의 요가교수법의 원리에 토대를 두어 요가지도를 할 수 있다.

수업주제 2. 재통합 아사나의 주요 원리[41]

크리슈나마차리아의 영향을 받았던 A.G. Mohan은 아사나 수련 또는 티칭에 대한 자신의 철학을 재통합 아사나로 여기고 다음과 같이 여섯 가지 원리로 제시하고 있다. 이를 토대로 자신의 티칭 원리를 세우는데 도움이 되었으면 한다.

원리 1 : 아사나 수련은 안정되고 편안해야 하며, 몸을 강하고 유연하게 만들어야 한다.

파탄잘리 요가수트라(II:46)에서는 아사나를 "sthirasukhamasanam"이라고 한다. '스티라' 는 확고한, 안정됨을 의미하며, 이는 강함과 연관되어 있다. '수카' 는 '유쾌한, 편안한' 을 의미하며, 이는 유연성과 연관이 있다. 파탄잘리의 정의에 의하면 아사나는 특정한 자세가 아니라 오히려 상태를 의미하므로 중요하다. 안정과 편안함의 특성은 몸뿐만 아니라 마음에도 적용된다.

적절한 아사나 수련의 목표는 강함과 유연성을 발달시키는 것이다. 즉 스티라와 수카의 조화를 발달시키는 것이다. 아사나 수련의 핵심은 강함을 구축하고 유연성을 발달시키는 것의 조화이다. 강함과 유연성의 부조화는 문제를 야기한다. 흔히 아사나는 유연성과 이완을 위한 방법으로 잘못 여기는 경우가 있다. 강함은 전적으로 무시되는 경우가 있다. 만약 강함 없이 유연하기만 하면 후굴을 포함한 많은 자세들은 비효과적이다. 자세가 보기 좋아보여도 역기능적인 방법으로 신체에 무리를 줄 수 있다. 강함과 유연성의 균형을 이루면서 자세를 취하지 않을 때 몸은 지나치게 유연하거나 약해질 수있다. 결국 그 부위의 신체를 남용하거나 다치게 할 수 있다.

마찬가지로 강하나 유연성이 거의 없는 사람도 위험하다. 움직임이 한정되어 있는 사람은 단순한 움직임도 고통이며, 다칠 수 있다. 만성적으로 복부근육이 단단한 사람은 혈액과 내장의 움직임을 방해하여 소화와 그 부위 기관의 생명력을 제한할 수 있다.

---

[41] A.G. Mohan(1993). Yoga for Body, Breath, and Mind : A Guide to Personal Reintegration. Sri satguru Publications. pp.24~46.

원리 2 : 아사나 수련은 척추를 중요시해야 한다.

몸의 모든 부분은 척추와 연결되어 있다. 척추는 나무의 몸통과 같다. 그
것이 강하고 유연할 경우, 나무전체는 튼튼하다. 척추의 기능을 향상시키는
것은 몸 전체의 안정된 기능을 발달시키는 것과 같다.

척추를 둘러싸고 있는 부드러운 조직(tissue)은 척추를 강하고 유연하게
유지하기 위한 움직임을 필요로 한다. 하지만 현대인의 일상적인 움직임은
척추의 발달을 가져오는 활동이 많지 않다. 따라서 요통은 현대인이 가장 많
이 겪는 건강 문제 중의 하나다. 효과적인 아사나 수련을 위한 주요 핵심은
척추에 있다. 아사나의 기본적인 강조는 척추에 있다. 이는 아사나 수련의
목적이 차크라들을 정렬하기 위해서이다.

재통합 아사나에서 우리는 3가지 방법을 통하여 척추를 강조한다.

1. 바른 자세를 선택하기
2. 척추에 최대한 효과를 주는 자세를 교정하기
3. 호흡을 적절하게 사용하기

원리 3 : 아사나 수련은 당신의 목표에 적합해야 한다.

어떤 아사나 수련도 목표를 가져야 한다. 목표는 하루하루 또는 계절마다
다양하다. 목표는 어떤 특정한 자세의 완성과 같은 세부적인 구체적인 목표
에서부터 일상의 스트레스를 완화하는 것과 같은 폭넓은 목표로 선정하는
것이 좋다. 사실 아사나 수련에서의 즉각적인 목표 하나하나는 전체 통합을
향하게 하는 일부분이다.

즉각적인 목표와 광범위한 목표를 세움으로써 목표를 이루기 위하여 지속
적으로 수련을 적합하게 할 필요가 있다.

원리 4 : 아사나 수련은 단계적으로 이루어져야 한다.

목표가 정해졌을 경우 안정되고 편안하게 얻는 방법을 결정할 필요가 있
다. 어디서부터 시작해야 하는지를 알아야 한다. 우리 각자는 다르기 때문에
설령 목표가 같다하더라도 개인의 수련 시작점은 다를 것이다.

원리 5 : 아사나 수련은 호흡을 통하여 몸과 마음을 통합시켜야 한다.

몸, 호흡, 마음은 밀접하게 서로 연결되어 있다. 어느 하나의 변화는 반드시 다른 것에서 표현되어 진다. 마음이 동요될 때 몸과 호흡도 영향을 받는다. 몸이 활동적일 때 마음과 호흡은 그것에 따라 함께 변한다. 이 통합의 힘은 당신이 원하는 결과를 가져오기 위하여 3가지를 모두 사용할 수 있다는 것이다. 호흡을 고요하게 함으로써 마음을 고요하게 할 수 있다. 행위를 변화시킴으로써 호흡을 고요하게 할 수 있다. 이것은 요가수련의 핵심이다.

원리 6 : 아사나 수련은 호흡을 활용하여 자세들을 적응시켜야 한다.

같은 자세일지라도 호흡 길이가 4초 이었을 때와 8초 이었을 때는 서로 다르다. 적절하게 할 경우, 움직임을 취하는 동안 날숨을 유지하는 것은 등을 강화시킬 수 있다. 들숨의 보유는 부적절하게 할 경우, 등의 문제를 만들수 있다. 수련의 결과에 영향을 줄 수 있는 것은 호흡의 힘이다.

호흡은 자세적응(adaptation)을 위한 보다 미세한 도구이지만 가장 강력하다. 호흡은 커다란 지렛대처럼 작용한다.

원리 7 : 아사나 수련은 피드백으로서 호흡을 사용해야 한다.

호흡은 자세의 안정과 편안함을 나타내는 중요한 지침이다. 호흡을 보고 자세가 안정되고 편안한지를 알 수 있다. 만약 호흡이 짧고, 힘들다면 우리는 긴장하고 있다는 것이다. 이것은 자세가 힘들다는 것을 나타내며, 우리의 신체단련 수준에 비해 너무 반복을 많이 하고 있거나 한계를 극복하기 위하여 부적절하게 애쓰고 있다는 것이다.

호흡은 주의초점을 나타낸다. 규칙적인 호흡은 아사나에 매우 중요하기 때문에 호흡을 보고 마음이 흩어지고 있음을 알아차릴 때, 우리는 집중하고 있지 않으며, 진정한 요가를 하고 있지 않음을 안다. 호흡의 변화는 육체적, 심리적, 정서적 수준에서의 한계의 표시를 나타낸다.

4부 How

강의 기술

1. 커뮤니케이션을 배우라
2. 학습동기 부여하기
3. 적절하게 반응하기

1. 커뮤니케이션을 배우라

교수법은 커뮤니케이션 기술과 대인관계 기술이 중심이 될 수밖에 없다.
조벽

1994년 미국 대통령 후보 토론 중에 부시 후보가 자신의 손목시계를 쳐다본 모습이 텔레비전 화면에 잡혔는데 그 초조해하는 모습 때문에 클린턴에게 참패당했다는 비평이 나오기도 한다.[42]

수업주제 1. 나의 의사전달력은

> 나의 경우는 어떤가?
>
> Q. 요가지도사로서 의사전달의 중요성을 인식하고 있는가?
> Q. 요가지도사로서 의사전달은 명료한가?

"말이 곧 경쟁력이다"
"교육을 진행할 때 발성발음연습을 하지 않는 것은 전쟁터에서 손바닥으로 총알 막는 것과 같다."

위의 말들은 음성언어의 중요함을 나타내고 있다. 커뮤니케이션 연구에 의하면 말의 내용은 불과 그 중요성이 7%에 불과하다면, 목소리는 **38%**이었다. 내용보다 어떻게 전달하는가가 더 중요함을 나타내고 있다. 아무리 좋은 내

---

[42] 조벽(2008). 『조벽 교수의 명강의 노하우 & 노와이』. 해냄. p.235.

용이라 할지라도 전달력이 뛰어나지 않는다면 그 강의는 차라니 프린트로 대체하는 것이 더 나을지도 모른다.

　모든 강의가 그러하겠지만, 요가수업은 무엇보다 회원과의 교감이 중요하다. 요가 그 자체가 단지 기법만을 전달하는 것이 아니고 인간의 몸, 마음, 영혼을 다루는 학문이어서 요가지도사의 커뮤니케이션은 일방적이어서는 안 된다.

활동코너 1. 도형 그림 보고 설명하기

　나의 목소리의 전달력은 어느 정도인지를 파악해보자. 어떤 도형을 보고 다른 사람에게 설명한다. 단 같은 내용을 반복할 수 없으며, 한 번밖에 설명할 수 없다. 많은 학생들에게 이 과정을 시켜보지만 제대로 똑 같이 도형을 그리는 경우가 매우 드물다. 같은 사람이 같은 말로 설명했더라도 도형들은 저마다 다르다. 이를 통하여 의사전달과정이 얼마나 힘든지도 알게 된다.

활동코너 2. 아사나 그림을 보고 설명하기

　아사나 그림을 보여주고 이 자세가 나올 수 있도록 설명하는 것을 훈련한다. 예를 들어 파스치모타나사나의 자세를 보고 바로 이 자세가 나올 수 있도록 동작만을 안내하도록 한다.

수업주제 2. 언어적 의사소통의 원리

1. 짧고 간결해야 한다

안내를 할 때 짧고 간결한 문장을 사용해야 한다. 한꺼번에 너무 많은 말을 하지 않는다.

어순 안내 :자각해야 할 신체부위를 먼저 언급함으로써 주의가 바로 그 신체부위에 가게 한다. 한글의 경우, 자각의 순서와 어순이 일치하는 것을 알 수 있다.
  ① 호흡과 동시에 동작을 안내한다.
  ② 움직여야 할 신체부위를 안내한다.
  ③ (신체부위) 방향 (위, 아래, 앞, 뒤, 옆, 오른쪽, 왼쪽)을 지시한다.
  ④ 움직임을 나타내는 동사를 안내한다.

예1) ①숨을 마시면서 ②오른팔을 ③머리 위로 ④ 뻗습니다(혹은 올립니다).
예2) ①숨을 내쉬면서 ②오른팔을 ③아래로 ④ 내립니다.

간혹 호흡을 안내할 때 동작과 동시에 안내하지 않는 경우가 있다. 다음을 비교해보면 어느 것이 더 편안한지를 알 것이다.

"숨을 마시고, 팔을 올립니다." => "숨을 마시면서(숨을 마시며) 팔을 올립니다." 혹은 "마시는 숨에 팔을 올립니다."

호흡을 먼저 안내하고 동작을 안내하는 것이 더 편안하게 여겨질 것이다. 아래의 문장을 비교해보라. 어느 것이 더 편안한가?

"팔을 올리며 숨을 마십니다." => "숨을 마시면서 팔을 올립니다."

2. 명료하고 정확하게 안내한다

안내는 정확하고 명료해야 한다. 추상적인 용어나 어려운 용어 사용을 자제하며, 회원들의 특성이나 이해력을 고려하여 가능한 쉬운 용어로 안내한다. 설명보다는 직접 지시적인 안내문이어야 하며, 동작의 정확한 움직임을 나타내는 동사를 사용한다. 요가자세에서 주로 사용되는 행위의 언어를 파악하고 있어야 한다. 안내는 일관적이어야 하며, 변덕스럽지 않아야 한다.

다음의 자세는 『아사나 쁘라나야마 무드라 반다』에 나오는 supta pawanmuktasana(다리 잠금자세)의 영어와 2개의 번역본을 옮겨놓은 것이다. 어느 것이 더 짧고 간결하면서 명료하고 정확하게 안내가 되는지 살펴보라.

> 활동코너 : 안내 멘트 작성하기
>
> 다음 자료 (supta pawanmuktasana, 다리 잠금자세)를 보고 자신이 최대한 짧고 간결하게 안내할 수 있는 멘트를 작성해보라. 단 짧고 간결하되, 의미는 전달이 되어야 한다.

① Lie in the base position

기본자세로 눕습니다.

기본자세로 눕는다.

② Bend the right knee and bring the thigh to the chest.

오른 무릎을 구부려 대퇴부를 가슴 쪽으로 가져옵니다.

오른 무릎을 구부리고 대퇴부를 가슴 쪽으로 가져간다.

③ Interlock the fingers and clasp the hands on the shin just below the right knee.

손가락을 깍지 끼어 오른 무릎 아래 정강이를 손으로 감쌉니다.

손가락을 깍지 껴 오른 무릎 바로 아래 정강이를 손으로 잡는다.

④ Keep the left leg straight and on the ground.

왼쪽 다리는 곧게 뻗습니다.

왼다리를 곧게 편 채 바닥에 놓는다.

⑤ Inhale deeply, filling the lungs as much as possible.

숨을 가능한 깊이 들이마십니다.

숨을 깊게 들이쉬어, 폐에 가능한 한 많이 채운다.

⑥ Holding the breath, raise the head and shoulders off the ground and try to touch the right knee with the nose.

숨을 멈춘 채, 머리, 어깨를 들어 코가 무릎에 닿도록 합니다.

숨을 참고, 머리와 어깨를 바닥에서 들어 올리며, 오른 무릎이 코에 닿을 수 있도록 노력한다.

⑦ Remain in the final position for a few seconds, retaining the breath and counting mentally.

숨을 멈춘 채 완성자세를 잠시 유지합니다. 마음속으로 숫자를 헤아립니다.

호흡을 참고 마음속으로 숫자를 헤아리며, 완성자세를 몇 초 간 유지한다.

⑧ While slowly exhaling, return to the base position.

숨을 내쉬면서 기본자세로 돌아옵니다.

서서히 숨을 내쉬면서, 기본자세로 돌아온다.

⑨ Relax the body.

몸을 이완하십시오.

몸을 이완한다.

⑩ Repeat 3 times with the right leg and then 3 times with the left leg.

오른 다리로 3번 반복한 다음 왼다리로 3번 반복하십시오.

오른다리를 3회 반복하고 다시 왼다리를 3회 한다.

3. 지나친 존칭과 경어는 삼가한다

어떤 강사는 지나치게 존칭을 쓰는 반면에 어떤 강사는 말끝을 잘라먹는 경우가 있다. 아래의 경우를 살펴보자.

파르스바 우파비스타코나 아사나를 지도한 강사의 축어록이다.

"두 다리 뻗으셔서 너무 많이 벌리지 않도록 합니다. 자신이 엄지손가락으로 엄지발가락을 잡을 수 있는 거리만큼만 벌리시고요 손을 앞으로 놓으셔서 발끝 세우시고 살짝 골반을 돌려줍니다. 다시 한번 엉덩이 살짝 빼셔서 꼬리뼈 바닥에 닿을 수 있도록 하시고 상체를 돌리셔서 오른쪽으로 틉니다. 이때 오른손은 엉덩이 뒤쪽으로 놓으시고 상체 한번 더 틉니다. 이때 손은 오른 발끝 잡으시고 숨 마시면서 척추 최대한 늘립니다. 이때 왼쪽 엉덩이 뜨지 않게 지그시 눌러줍니다. 내쉬는 숨에 천천히 내려갑니다. 팔꿈치 살짝 구부리시고요 이 동작은 생식기의 혈액량을 원활하게 흐를 수 있도록 도와주는 자세이며 난소를 자극해서 여성의 불임이나 생식계쪽의 문제점을 해결해주는 동작들입니다. 숨마시면서 천천히 올라오시고 내쉬면서 풀어줍니다. 왼쪽으로 몸을 비트시고요 내쉬는 숨에 한번 더 정면을 바라볼 수 있도록 틀어줍니다. 이제 손으로 발끝 잡으시고 숨마시면서 척추 늘리시고 내쉬면서 내려갑니다. 숨마시면서 고개 드시고 천천히 올라오시고 내쉬면서 풀어줍니다."

지나친 존칭은 수업의 생동감을 떨어뜨릴 수 있다. 물론 어르신들을 대상으로 수업을 할 경우 존칭이 필요하겠지만, 이 또한 지나치지 않도록 한다.

매력적인 요가지도사를 위한 성찰 코너

1. 아사나를 간단하고 명료하게 안내할 수 있다.
2. 대상에 따라 적절한 존칭으로 안내할 수 있다.

수업주제 3. 목소리를 자각하라

나의 경우는 어떤가?

Q. 자신의 목소리를 자각하고 있는가? 목소리에 깃든 에너지를 느낄 수 있는가?
Q. 강의의 목적에 맞게 목소리의 크기, 빠르기, 쉬기, 높이를 고려하는가?
Q. 발음을 분명하게 하는 편인가?

"목소리에 그 사람의 에너지와 정신이 묻어나온다."

아무리 전문지식이 풍부한 강사라 할지라도 그것을 전달할 수 있는 목소리가 아니면 그 강의 자체는 효과적이지 못하다. 좋은 강사가 되기 위해서는 생동감 있는 목소리로 살아 움직여야 한다. 목소리를 통하여 강의의 열정과 전문가라는 느낌이 들게 한다. 일반 회원들을 중심으로 어떤 강사가 전문적으로 느껴지는지를 묻게 되면, 목소리에 자신감이 있고 전달력이 있는 강사라고 한다. 지금부터 자신의 목소리를 자각하고 훈련하고 개발하도록 하자.

1. 목소리의 크기를 조절한다

목소리 크기는 그 목소리가 얼마나 멀리까지 울려 퍼지느냐를 결정한다. 인원수에 따라, 공간크기에 따라 달라져야 한다. 어떤 강사는 목소리가 인원에 비해 너무 커서 에너지를 오히려 산만하게 만든다. 어떤 강사는 목소리가 너무 작아 뒤에 까지 들리지 않아 집중을 할 수 없게 만든다. 어떤 강사는 목소리 크기가 한결같아 단조롭게 들리게 한다. 수업의 목적에 맞게 순간순간 목소리의 크기를 변화시킬 수 있어야 한다. 따라서 다음의 사항을 유의하면 도움이 되리라 본다.

• 목소리는 모든 이에게 들려야 하고 명쾌해야 한다.

- 요가지도사의 방향에 따라 목소리의 크기를 조절해야 한다. 예들 들어 회원들에게 등을 보이는 아사나를 시범 보인다면 목소리를 높여야 한다. 또는 고개를 숙이는 자세(예, 파스치모타나사나)를 하면서 지도할 경우에도 고개를 숙이게 되면 같은 목소리 크기가 작게 들리게 된다.
- 아사나의 난이도 혹은 목적에 따라 목소리 크기를 조절해야 한다. 후굴자세와 같이 역동적으로 힘을 주어야 할 경우 목소리를 크게 하여 에너지를 끌어 올릴 수 있어야 한다. 이와 달리 전굴자세의 경우에는 대체로 이완을 가져오므로 목소리 크기와 톤이 후굴자세와는 달라야 한다. 사바사나에서의 이완이 목적일 경우 고요하고 이완된 목소리로 안내할 수 있어야 한다.
- 목소리를 높이기 위해, 말을 빨리 해야 한다는 뜻은 아니다. 일반 강의와 달리 요가는 강사의 말과 회원의 동작이 일치가 되어야 하므로, 동작을 할 수 없을 정도로 말이 빠르지 않은지 살펴야 한다.

2. 목소리의 빠르기를 조절한다

빠르기는 주어진 시간 내에 얼마나 많은 말을 하느냐를 가리킨다. 요가수업의 경우 동작과 호흡이 일치될수록 효과적이므로 말을 너무 빨리 하여 숨쉴 틈을 주지 않는지 살펴야 한다. 회원들이 안내를 듣고 동작을 할 수 있는 시간을 주어야 한다. 반대로 강사의 말의 속도가 너무 느려 다른 생각을 하게 만들 수도 있다. 목소리의 빠르기는 또한 목소리의 쉬기와 연결될 수 있다. 대체로 긴장을 할 때 목소리가 빨라진다. 아헹가 선생님은 특급열차처럼 가르치지 말라고 한다. 가능한 천천히 목소리를 내라고 한다.

3. 목소리의 쉬기를 자각한다

쉬기는 목소리를 내지 않고 잠깐 멈추게 되는 시간의 길이를 가리킨다. 단어와 단어사이, 구와 구 사이, 절과 절(주어와 술어로 이루어짐) 사이, 문장과 문장 사이의 쉬는 것을 의미한다. 요가수업에서 목소리 쉬기는 일반 스피치보다 더 중요하다. 언제, 얼마만큼 목소리를 쉬어야 할지 뚜렷하게 정해져 있지는 않지만 경험상 다음과 같다.

• 한 아사나 내에서도 방향을 제시하고 나서 잠시 멈춘다. 이는 아헹가 선생님도 조언하고 있는 바이다. 이는 언어로 본다면 단어와 단어사이라고 볼 수 있다.

• 아사나와 아사나 사이에 멈춘다. 이는 언어로 본다면 구와 구 사이라고 볼 수 있다. 한 아사나를 마친 후 다음 아사나를 안내하기 전에 쉬는 것이 좋다. 방금 마친 아사나의 효과를 스스로 자각 할 수 있는 시간을 주어야 한다. 가르친 경험이 없는 초보 강사의 경우는 잘 쉬지 못한다. 다음 아사나를 본인이 먼저 생각하기 때문에 회원들에게도 휴식할 수 있는 여유를 주지 못하는 것이다. 끊임없이 머릿속으로 다음 아사나를 생각하고 있기 때문에 스스로도 숨을 쉬지 못한다. 또한 평소의 성격이 목소리에서도 그대로 여과 없이 드러나는 강사도 있다. 성격이 급한 강사는 회원들에게 쉴 틈을 주지 않는다. 또는 강사 스스로가 아사나를 할 때 깊이 자각하는 것이 훈련되어 있지 않을 경우도 그러하다. 또는 침묵이 익숙하지 않아서도 그러하다. 몇 초이지만 그 사이의 침묵이 어색하여 스스로 뭔가 하지 않으면 안 될 압박을 받는 것이다.

경험이 없는 강사가 지도하다가 갑자기 다음 아사나가 생각나지 않아 잠시 머뭇거리게 되었는데 회원의 입장에서는 쉴 수 있는 시간을 주어 좋았다고 하는 피드백을 들었다고 한다. 하지만 회원들에게 휴식을 주기 위해 목소리를 쉬는 것과 머뭇거림은 차이가 있음을 강사 자신뿐만 아니라 회원도 알 것이다.

아사나를 하고 난 뒤 목소리를 멈추어 그 아사나를 통하여 효과를 주고자 하는 신체부위를 자각하라는 멘트를 한 다음 잠시 여유를 주라. 한 아사나를 마친 후 짧지만 자각할 수 있는 여유를 주게 되면 한 동작으로 인해 흐트러진 호흡을 정리할 수 있으며, 각성된 에너지를 내면화할 수 있다. 또한 근육의 긴장을 이완할 수 있다.

• 유사한 아사나의 그룹에서 다른 그룹으로 전환할 때는 특히 더 쉬어야 할 필요가 있다. 같은 그룹의 아사나를 마치고 난 뒤 쉬는 것보다 더 많이 쉴 필요가 있다. 이는 언어로 본다면 절과 절 사이라고 볼 수 있다.

• 어떤 아사나를 마친 후 사바사나에서는 더 깊은 휴식을 이끌기 위해 목소리의 쉬기를 조절할 필요가 있다. 이는 언어로 보면 문장과 문장 사이라고 볼 수 있다. 한 수업 안에서도 사바사나를 꼭 한번이 아니라 아사나의 종류와 수업의 목적에 따라 2~3회 이루어지는 경우도 있다.

4. 발음을 분명하게 한다

발음이 또렷하지 않아서 강의 전달력이 떨어지는 경우가 많다. 심지어 오른손을 왼손으로 들리게 한다면 문제가 심각하지 않을까 싶다. 사람마다 아나운서처럼 발음이 또렷하지 않을 수 있다. 수업의 전달력을 높이기 위하여 다음 사항을 주의에 두고 노력해보자.

• 문장이 완전히 끝날 때까지 분명하게 발음한다. 아사나 끝부분에서 무의식적으로 목소리를 떨어뜨리거나 끝을 흐리지 않는다. 어떤 학생은 말끝을 '~다' 혹은 '~요', '~오'로 맺지 않고, '~하고', '~하구'(숨 내쉬고, 다리 뻗고)로 끝맺는 경우도 있다.

• 긴장을 이완하여 말을 빨리 하려고 하지 않는다. 평소 자신의 말의 속도에 비해 빨리 하려고 할 경우 발음이 꼬이는 경우가 많다. 또는 지나치게 흥분하여 숨찬 목소리로 안내할 경우 발음이 불분명해진다. 이를테면 자신도 아사나를 시연하면서 안내할 경우 신체 한계를 느껴 숨소리가 거친 상태라면 발음이 또렷하지 않게 된다. 이는 평소 자신이 무리가 되는 아사나 일 경우에는 언어로서 지도하는 습관을 가지도록 한다.

• 어린아이들이 어리광을 부릴 때 하는 것처럼 콧소리를 내는 것은 아닌지 살펴보도록 한다. 이것도 계속 연습하다보면 수정이 되는 것을 볼 수 있었다.

• 무의식적으로 또는 습관적으로 자주 사용하는 언어가 있는지를 파악한다. 대체로 자신도 모르고 사용하는 경우가 허다하다. 안내 도중에 '음, 에, 어' 등의 불필요한 말을 할 경우 발음이 똑똑히 들리지 않게 된다.

• 발음을 또렷하게 하기 위해 표준어를 사용한다. 자신도 모르게 익숙한 사투리를 사용하게 되어 수업의 에너지 흐름을 끊게 되는 경우가 있다. 한번은 남학생이 여고생들 앞에서 요가수업을 하면서 요가밸트를 발에 맨다고 해야 하는데, 요가밸트가 생각나지 않았는지 끄내끼라고 하는 바람에 모두를 웃음바다로 만들었던 적이 있다.

• 목소리의 길이를 고려한다. 목소리의 길이는 한 음절을 얼마나 오래 끌며 발음 하느냐를 가리킨다. 긴 소리와 짧은 소리를 정확하게 구분하여 발음할 필요가 있다.

• 아무리 노력해도 아킬레스건처럼 치명적인 발음이 있을 경우 미리 회원들에게 이런 발음은 이런 뜻이라는 것을 미리 이야기하는 것도 도움이 된다.

5. 목소리의 높이(억양)를 조절한다

크기는 강함을 가리키고, 높이는 예리함을 가리킨다. 큰 소리를 만들기 위해서는 성대의 폭은 그대로 둔 채 제한된 시간 내에 더 많은 공기를 통과시켜야 하지만, 높은 소리를 만들기 위해서는 성대의 폭을 좁혀야 한다. 자칫 잘못하면 낭독조나 구연조, 설교조에 빠질 가능성이 높음을 유의해야 한다.

억양은 어떤 자세에서 중요성과 강조를 나타낸다. 아사나의 종류에 따라 목소리의 톤을 조절할 수 있어야 한다. 대체로 역동적인 자세는 정적인 자세보다 목소리의 높이를 더 고려할 필요가 있다. 또는 수련의 목적에 맞게 즉 주의를 집중시킬 때, 활기를 북 돋을 때, 이완을 시킬 때가 언제인지를 알고 목소리의 높이를 조절한다.

6. 확신에 찬 목소리를 낸다

낮고 작게 말해도 힘이 있는 목소리가 있으며, 높고 크게 말해도 힘이 실리지 않은 목소리가 있다. 자신감과 진실이 담겨있는 확신에 찬 목소리로 만든다. 자신감이 없거나 긴장하고 있을 때 목소리가 가늘어지거나, 찢어지는 소리가 나거나, 깊은 소리가 나지 않고 얕은 소리가 날수 있다.

활동코너. 목소리를 자각하고 훈련 하는 방법

1. 양쪽 귀를 손바닥으로 막고 안내하도록 한다.
2. 나우카아사나에서 목소리를 낸다.
3. 벽에 등을 기대고 서서 목소리를 낸다.
4. 볼펜을 입에 물고 큰소리로 책을 읽는다.
5. 심하가르자나아사나를 매일 수련한다.
6. 혀의 긴장을 풀기위한 방법으로써, 혀를 자유롭게 이리저리 움직이도록
   한다.
7. 발음하기 어려운 자료들을 계속 반복해서 읽어본다.
8. 목소리의 높이를 훈련하기 위하여 한 글자마다 높낮이를 달리하여 발음
   하는 게임을 연습한다. 예를 들어 "낭랑십팔세"를 한 단어마다 악센트를
   주어 읽도록 한다.
   낭랑십팔세, 낭**랑**십팔세, 낭랑**십**팔세, 낭랑십**팔**세, 낭랑십팔**세**.
9. 자신의 목소리를 녹음하여 들어본다. 가장 빠른 방법으로 말을 해보고
   가장 느린 방법으로 말을 해봄으로써 말의 속도를 적절히 조절해본다.
10. 말을 하면서 내용만 생각하지 않고 어떻게 전달되고 있는지 목소리의
    음질과 음성을 자각한다.
11. 평소 목소리가 타마스, 라자스, 사트와 상태인지를 파악해보라. 목소리
    에 그 사람의 심리적 상태를 반영하는 에너지가 묻어있다. 지금 자신이
    타마스, 라자스, 사트와 상태인지를 파악하면 목소리에 깃든 에너지를
    느낄 수 있을 것이다.

매력적인 요가지도사를 위한 성찰 코너

1. 요가지도 시 목소리의 중요성을 인식한다.
2. 목소리의 크기, 빠르기, 쉬기를 적절하게 조절할 수 있다.
3. 수련의 목적에 맞게 목소리를 조절할 수 있다.

수업주제 4. 신체언어를 통한 커뮤니케이션

1. 자신의 신체언어를 자각하기

> **나의 경우는 어떤가?**
>
> Q. 요가 지도할 때 신체언어를 자각하는가?
> Q. 나의 외모를 체크하고 관리하는가?

　신체언어는 보는 언어로서 의사소통에서 무려 55%를 차지할 정도로 중요하다. 신체언어가 주는 영향에 대해 중요성을 인식하고, 요가지도 할 때 자주 습관적으로 취하는 자세를 파악하는 것이 좋다. 습관적인 자세를 스스로 파악하는 방법은 요가수업을 촬영한 동영상을 통해 신체언어를 분석하는 방법이다.

　1) 손을 어떻게 하는가?
　　뒷짐을 지고 있는 것은 아닌가? 팔짱을 끼고 있는 것은 아닌가?

　2) 몸 전체가 균형을 이루고 있는가?
　　걸어 다닐 때 자세가 반듯한가? 자기도 모르게 어깨가 올라가 있지 않은지, 고개를 한쪽으로 기운 것은 아닌지를 살핀다. 한쪽 다리에 힘을 주고 있는 것은 아닌지 살핀다.

　3) 시선처리가 안정되어 있는가?
　　바닥만 쳐다보고 지도하는가? 아니면 먼 허공을 보고 지도하는가? 회원의 몸짓을 보고 눈을 마주치는가?

> **활동코너. 말하고 행동하기**
>
> 평소 무의식적으로, 습관적으로 행동하는 것을 자각하기 위한 방법으로서, 상대에게 어떤 행위를 하기 전에 먼저 말을 하고 행동하도록 한다. 상대는 관찰자가 되어서 말하지 않고 행위 하는 것이 무엇인지를 이야기 해준다.

2. 세 가지 구나와 몸짓

사트와적인 자세로 가르치는 것을 목표로 해야 한다. 즉 움직임 하나하나가 에너지를 가져오게 하며, 그 움직임 속에 힘은 넘치나 고요해야 한다. 가볍고 명료한 몸짓으로 표현해야 한다.

자각해야 할 부분으로 다음과 같다. 세 가지 구나의 관점에서 살펴보면 어떤 몸짓으로 해야 될지 더 뚜렷하리라 본다.

• 몸의 자세

사트와 : 가슴을 펴고 양발에 체중을 고루 싣는다. 어깨는 좌우 나란히 균형을 이루고 있으며 몸 전체가 가볍고 부드러운 에너지를 나타낸다. 적절하게 몸을 움직인다.

라자스 : 몸을 산만하게 움직이며, 보는 사람으로 하여금 산만하게 만드는 몸짓을 이룬다. 불필요한 동작으로 에너지가 흩어져 보이며, 또는 에너지가 흩어져 있기 때문에 불필요하게 동작을 한다. 가르치면서 거울을 쳐다본다거나, 시계를 쳐다보거나 손발을 떠는 등 불안정한 행위를 라자스적인 행위라고 한다.

타마스 : 어깨를 움츠리거나, 뒷짐 지거나 호주머니에 손을 넣고 수업을 하는 수동적인 자세를 보이는 경향이다. 어느 강사는 커피잔을 들고 수업을 하는 경우도 있었다고 한다. 팔짱을 끼고 가르치는 것은 아닌지 고개를 푹 숙이고 바닥만 쳐다보고 지도하는 것은 아닌지 살펴보아야 한다. 팔짱은 대체로 자기방어적인 자세이어서 서로가 교감을 할 수 없도록 에너지를 차단하게 만든다. 체중과 상관없이 보기에도 몸이 무겁고 둔해 보이며 어두워 보이는 몸짓을 타마스적이라고 한다.

• 손의 움직임을 길들이기

빠완묵타사나 또는 손 무드라를 수련함으로써 손의 무의식적인 움직임을 다스릴 수 있다.

사트와 : 자신과 타인에게 도움이 되는 손짓으로서 적절한 동작을 취한다. 움직임이 하나의 무드라가 되게 한다.

라자스 : 지나치게 손을 움직인다. 코 만짐, 머리 긁적임, 주먹을 쥠, 눈 비비기, 턱 고이기, 옷 만지기 등의 불필요한 손동작을 취하는 경우 라자스적인 손동작이라 한다.

타마스 : 움직임이 지나치게 없으며, 간혹 움직여도 그 느낌이 둔탁하다.

• 자신의 시선을 응시하기

사트와 : 시선은 안정되고, 부드럽고 따스하게 한다. 생동감이 담긴 눈짓이도록 한다.

라자스 : 노려보거나 째려보지 않는다, 비난의 눈초리로 보지 않는다, 눈을 지나치게 깜박 거리지 않는다. 상대를 압도하려고 하거나, 자신의 요구에 따르도록 강요하는 눈짓을 짓지 않는다.

타마스 : 둔하고 멍하게 보지 않는다. 생기 없는 무표정한 눈으로 보지 않는다. 이는 상대방의 에너지를 소모시키게 된다.

• 얼굴표정

사트와 : 밝게, 미소 짓는다. 고요하고 안정된 표정을 짓는다.

라자스 : 불안한 표정, 얼굴 찡그림, 미간 찌푸리기, 입 삐죽거리기, 혀 내밀기와 같은 라자스적인 표정은 삼간다.

타마스 : 잠 오는 표정, 둔한 표정은 삼간다.

3. 자율신경에 의한 생리적 표현

얼굴 빨개짐, 창백해짐, 호흡의 불규칙, 동공확대, 땀, 트림, 방귀 등과 같은 자연스럽고 생리적 표현을 충분히 이해하도록 한다.

2. 학습동기 부여하기

회원의 학습동기를 부여하는 방법은 다양하다. 회원의 면담에서부터 요가 수업 중, 혹은 수업 후 동기를 부여할 수 있다. 회원의 면담에서는 요가수련의 목표 확립과 쾌적한 수업환경 조성을 통하여 동기부여 할 수 있다. 요가 수업 중 피드백은 칭찬을 통해서 또는 저항을 없앰으로써, 적절한 피드백을 통하여 동기부여 할 수 있다. 수업 후 동기부여는 적절한 칭찬과 수업 이외의 태도를 살펴봄으로써 동기부여 할 수 있다.

수업주제 1. 수련목표 확립을 통한 동기부여하기

개인의 수련목표와 동기부여는 밀접한 연관이 있다. 수련목표가 뚜렷한 회원일수록 동기가 높다고 볼 수 있다. 강사는 회원이 말하는 목표를 어떻게 수용할 것인지에 대한 자신의 태도를 자각할 필요가 있으며, 목표를 잘 형성하기 위한 방법을 배울 필요가 있다.

> **나의 경우는 어떠한가?**
>
> Q. 회원은 무엇 때문에 요가를 배우고자 하는지를 생각해보는가?
> Q. 요가를 배우고자 하는 회원의 목적을 이해하고 있는가?

1. 면담 시 회원의 목표에 대한 태도

다음은 강사들이 회원의 요가수련 목표를 대하는 태도를 분류한 것이다. 자신은 어디에 해당되는지 살펴보자.

- 회원을 설득하여 회원의 목표를 바꾸려고 한다.

회원의 목표가 자신이 생각하는 요가와 맞지 않다고 여기며, 강사 자신이 생각하고 있는 목표를 주장하는 경우가 있다. 요가는 그게 아니라는 식의 가르침을 주려고 하지 않는다. 회원의 욕구를 명료하게 알되, 무시하지 않는다. 내가 너보다 요가에 대해 더 많이 알고 있다는 식의 우월감을 가지지 않는다.

- 자신의 요가스타일이 회원이 원하는 목표에 맞지 않다고 말한다.

심지어 다른 곳에 가서 배우라고 하는 강사도 있다. 물론 진정으로 회원을 배려하여 그러하다면 좋은 강사라고 보여 지지만, 회원의 욕구를 잘 다루지 못하거나 회원의 욕구를 무시하여 그런 것이라면 자신의 면담방식을 고려할 필요가 있다.

- 회원의 목표를 아예 고려하지 않는다.

회원이 무엇 때문에 요가를 배우는지에 대해 고려해보지 않는 경우이다. 설령 회원의 목표를 알더라도 그것에 관심을 두지 않는 경우이다.

- 목표를 무조건 달성할 수 있다고 말한다.

이런 경우는 회원을 등록시키려고 하는 다급한 목소리가 깃들어 있어서 오히려 더 비효과적일 수 있다.

- 회원의 목표를 존중하고 수용한다.

유능한 강사라면 회원이 어떤 욕구를 가지고 있든 그것을 존중하여 회원 스스로 성취 가능한 목표를 설정할 수 있도록 도와주리라 본다.

2. 동기부여 정도에 따른 회원의 유형 파악

회원이 어느 정도 동기가 부여되어 있는가에 따라 자발적 고객형, 잠재적 고객형, 방문형으로 나눈다[43].

자발적 고객형
자발적 고객형은 요가를 배우고자 하는 동기부여가 높으며, 자신에게 변화를 주고자 하며, 적극적인 의지를 지니고 있다. 가르침에 대해 수용적이다. 요가를 배우고자 하는 동기부여가 확고한 자발적 고객형에게는 집에서도 수

---

[43] 자발적 고객형, 잠재적 고객형, 방문형으로 분류하는 방식은 『해결중심 단기가족치료』에서 내담자를 분류하고 있는 형태를 참조하였다.

련이 가능한 과제를 내어주어 활용하는 것도 좋다.

잠재적 고객형

잠재적 고객형은 요가를 한번 배워보고 싶은 마음이 있으나 선뜻 나서지 못하고 어떤 형태로 하는지 방문한 경우이거나 어느 요가센터가 좋은지를 쇼핑하는 경우이다. 언젠가는 요가를 배울 뜻이 있기에 잠재적 고객형이라고 한다. 이때 요가지도사는 확고한 지식을 토대로 안내해야 한다. 반드시 자신에게 요가를 배우리라는 보장은 없지만 언젠가 다른 강사에게도 요가를 배울 수 있는 기회를 주기 위해 요가에 대한 바른 인식을 할 수 있도록 한다.

방문형

방문형은 타인의 권유에 의해 마지못해 요가를 배우게 되는 경우이다. 예를 들어 청소년의 경우 부모의 권유로 인해 배우게 되거나, 지인의 권유로 배우는 경우이다. 이때는 동기유발이 더 요구되며, 칭찬과 긍정적 피드백을 해주는 것이 도움이 된다.

3. 목표를 잘 형성하기 위한 원칙

• 회원에게 중요한 것을 목표로 하기

목표는 회원에게 중요한 것이어야 하고, 유익해야 하며, 목표의 성취는 직접 관찰 가능한 것이어야 한다.

• 작은 것을 목표로 하기

회원이 설정하는 목표는 작은 것이어서 회원이 성취할 수 있는 것이어야 한다. 시간상 오래 동안 걸리는 것보다는 단기간에 이룰 수 있는 작은 목표부터 정하는 것이 좋다. 예를 들면, 회원이 요가 수련을 하고자 하는 이유는 살빼기일 경우 1달에 10kg보다 2kg이 더 현실적이고 성취 가능한 것이다. 따라서 회원이 실제로 실시할 수 있는 구체적이고 작은 목표를 설정하는 것이다.

• 구체적이며 명확하고 행동적인 것을 목표로 하기

'행복해지기 위해'

'이완하는 것'

'살 빼는 것'

'스트레스를 해소하는 것'
'요통을 치료하는 것'
'건강해지는 것'
'바른 자세를 가지는 것'

만약 요가를 배우고자 하는 목적이 위의 내용과 같다고 할 경우 조금 더 행동적인 것으로 명확하게 할 필요가 있다. 아래 질문들은 위의 내용을 좀 더 구체화하는데 도움이 되리라 본다. 아래 질문들이 강사뿐만 아니라 회원 도 성가시게 여겨질 수 있다. 하지만 두루 뭉실한 목표에서 헤매는 것보다 보다 구체적인 목표를 통하여 성취감을 느낄 수 있을 때 강사에 대해 더 신 뢰도가 크리라 본다.

'행복하다는 것을 무엇을 통해 알 수 있는가?'
'이완하고 있음을 무엇을 통해 알 수 있는가?'
'어느 기간 동안 몇 킬로그램의 살을 빼고 싶은가?'
'스트레스가 해소되었음을 무엇을 통해 알 수 있는가?' 혹은 스트레스가 해소될 경우 자신의 행동에 어떤 변화가 있는가?
'요통이 치료되고 있음을 무엇으로 알 수 있는가?' 예) 걸을 때 허리가 아프지 않는 것
'건강해진다는 것은 무엇을 의미하는가?'
'바른 자세를 가지는 것은 무엇을 통해 알 수 있는가?'

목표를 분명한 단어로 설명하였을 때, 1) 성공을 즉각적으로 인정할 수 있 는 기회가 증가된다. 2) 목표를 성취하기 위하여 좀 더 필요한 것을 파악하 는데 도움이 된다.

• 뚜렷한 목표가 없는 회원일 경우에는 구체적인 유도 질문을 통하여 목표 를 세우도록 한다. 예를 들면,
'요가를 통해 무엇이 성취되기를 바라는가?'
'요가를 통해 어떤 효과를 얻고자 하는가?'
'요가를 통해 무엇이 나아지기를 바라는가?'
'요가를 통해 얻고자 하는 것은 무엇인가?'
'요가를 통해 무엇을 변화시키고 싶은가?'

• 목표는 부정적인 것을 없애기보다 긍정적인 것을 설정한다.

문제시 되는 것을 없애는 것보다는 있는 것에 관심을 두고, 부정적인 단어를 사용하지 않는 목표들이 좀 더 효과적이고 효율적이라고 증명되었다. 목표는 회원이 하지 말아야 하는 것 대신에 해야 하는 것에 관하여, 긍정적이고 보호적으로 설명되어야 한다. 예를 들면 요통을 없애기 보다는 허리를 건강하게 만들기가 더 긍정적이라 볼 수 있다.

• 회원의 생활에서 현실적이고 성취 가능한 것을 목표로 하기

회원의 일상생활에서 이루어질 수 있는 것을 목표로 삼는다. 예를 들어, 50대 후반의 회원 중 집에서 시장에 갈 때 다리가 아파 조그만 걸어도 몇 번이나 쉬곤 하였는데, 요가를 하게 되면서 쉬지 않고 시장까지 걸을 수 있었다고 한다. 이는 일상에서 파악할 수 있는 성취 가능한 것이기 때문에 요가를 꾸준히 하게 하는 동기부여가 확실하게 된 사례이다.

• 노력하면 목표달성이 가능함을 인식시키기

수련에 빠지지 않고 꾸준히 노력하면 자신의 목표가 성취될 수 있음을 인식시킬 필요가 있다.

• 회원의 목표를 중간에 점검하라

회원의 욕구는 변화된다. 욕구가 변함에 따라 목표 또한 달라져야 한다. 예를 들면 처음 요가 수련을 시작할 때는 신체의 건강을 위해서 이었는데, 요가 수련을 하다 보니 서서히 마음의 안정이나 이완을 위해 요가를 수련한다고 하는 회원이 있다. 따라서 처음에 가졌던 욕구가 성취 되었는지를 잘 살펴봐야 하며, 성취되었을 경우에는 다음 단계의 목표를 설정할 수 있도록 도와주어야 한다.

매력적인 요가지도사를 위한 성찰 코너

1. 회원의 유형을 파악하고 동기부여를 할 수 있다.
2. 회원의 수련 목표를 구체적으로 세울 수 있다.

수업주제 2. 칭찬을 통한 동기부여하기

　　회원의 동기부여를 높이기 위하여 칭찬이 도움이 된다. 어떻게 칭찬하여야 할까? 칭찬도 배워야 한다. 자신은 진심으로 칭찬했지만 상대방으로부터 돌아오는 것이 불쾌함이라면 자신의 칭찬하는 방법을 고려해볼 필요가 있을 것이다.

> **나의 경우는 어떠한가?**
>
> Q. 요가수련과 관련하여 어떤 칭찬이 적절한가를 고려하는가?
> Q. 회원에게 적절한 방법으로 칭찬을 할 수 있는가?
> Q. 부담되는 칭찬은 어떤 것인지를 고려하는가?

● **칭찬의 의미**
　　칭찬의 사전적 의미는 좋은 점이나 착하고 훌륭한 일을 높이 평가함. 또는 그런 말을 뜻한다.

● **칭찬의 효과**
- 칭찬은 긍정적인 힘이며 치유가 될 수 있다.
- 칭찬은 회원과의 관계를 촉진시킨다.

● **효과적으로 칭찬하는 법**
- 회원(상대방)의 몸짓, 말, 행동, 태도, 비음성 메시지 등을 토대로 거기에서 긍정적인 면을 발견하여 그 점을 부각시킨다.
- 칭찬의 효과는 칭찬하는 사람의 진실함이 좌우한다. 같은 칭찬이라도 표현방식에 따라 듣는 사람이 기분 좋을 수도 있고 나쁠 수도 있다.
- 칭찬이 아부가 되어서는 안 된다. 아부가 되어버린 칭찬은 의사소통을 원활하게 하는데 방해가 된다. 또한 진실한 마음 없이 겉으로만 건성으로 하는 걸 칭찬을 자제해야 한다.
- 칭찬은 구체적이어야 한다. 칭찬은 모호하거나 과장되면 오히려 의사소통에서 역기능적이며, 회원들에게 부담이 될 수 있다.

모호한 칭찬 : "좋다" "잘했어"

구체적인 칭찬 : "설명을 잘 듣고 이 자세를 정확하게 하니 좋습니다."

　　　　　　　　　 "호흡과 동작이 일치하면서 깊게 몰두하시니 좋습니다."

과장된 칭찬 : "자세 너무 잘 나오네요. 지금이라도 요가를 가르쳐도 되겠어

　　　　　　　 요." "어쩜 이렇게 아름다울 수가, 완벽한 몸매이군요."

● **잘 못할 경우 격려해주기**

"이 자세는 처음에는 어렵지만 계속 수련하면 나아질 것 입니다.

저도 그러했어요."

칭찬과 격려의 예:

회원: "몸이 뻣뻣하고, 허리도 아프고, 하는 게 힘들어요."

강사: "자신의 몸에 대한 한계를 잘 인식하고 있군요. 몸의 한계를 알고 있으

　　　 면 요가수련 할 때 주의를 모아서 정성껏 하실 것 같아요."

참고. **칭찬과 야단의 차이**

● 칭찬은 잘함에 초점이 맞추어지고 바람직한 사고와 행동을 재확인시켜
주는 발전지향적 피드백이다. 칭찬은 부정적인 것으로부터 긍정적인 면
을 발견하는 '시각의 변화'이다.

● 야단은 잘못에 초점이 맞추어지고, 어떻게 해야 하는가에 대한 정보가
없는 부정적 피드백 시스템이다.

활동코너: 회원의 장점 찾아 칭찬하기

칭찬을 적재적소에 잘 하려면, 평소에 회원을 잘 관찰하여 장점 찾는 훈
련이 되어야 한다. 요가수련과 관련하여 혹은 일상생활과 관련하여 회원이
가지고 있는 장점을 찾아 칭찬을 해보는 역할을 해본다.

매력적인 요가지도사를 위한 성찰 코너

1. 회원의 긍정적인 면을 칭찬함으로써 동기부여를 할 수 있다.
2. 회원을 지지하고 격려할 수 있다.

수업주제 3. 저항을 다룸으로써 동기부여하기

요가지도에서 저항이란 회원과의 교감이 이루어지지 않는 상태를 뜻한다. 저항을 다룸으로써 수업동기를 향상시킨다.

> **나의 경우는 어떤가?**
>
> Q. 자신이 요가지도하면서 회원으로부터 저항을 느껴본 적이 있는가?
> Q. 자신이 요가선생에게 저항을 해본 적이 있는가? 만약 있다면 어떤 경우인가?

1. 저항의 표현 방식

• 결석을 한다.

결석은 저항 중 가장 극단적인 방법이다. 일반 회원의 경우는 가장 쉬운 방법의 저항이기도 하다.

• 수업은 따라하지 않고 강사를 판단 분석한다.

심지어 티칭 스타일이 자신의 마음에 들지 않으면 강사의 안내를 듣지 않고 자신이 해오던 스타일대로 하는 경우도 있다. 또는 가만히 다른 사람이 하는 것을 보고 있거나 강사가 지도하는 것을 구경하고 있다. 눈을 똑바로 떠서 강사의 일거수일투족을 살펴보는 회원 앞에서 어느 강사인들 마음이 편할까. 그래도 강사의 성향에 따라서 또는 지도 경험에 따라서 그 영향의 차이는 있을 것이다. 만약 강사가 통제하기를 원하는 성향[44]이거나 경험이 부족할 경우 그 수업은 영향을 받게 될 것이다.

수업을 따라하지 않는 또 다른 이유는 요가자세의 난이도가 높거나, 그 자

---

[44] MBTI(성격유형검사)에 의하면 생활양식이 판단형(J)이 인식형(P)보다 자신의 공간과 시간을 통제하고자 하는 경향을 선호한다. 이 상황이라면 인식형의 강사보다 판단형의 강사가 더 스트레스를 받을 확률이 높다고 볼 수 있다.

세를 할 때 신체의 통증이 심하거나 두려울 때, 혹은 개인이 그 자세를 하면 안 된다는 것을 미리 알고 있을 경우이다. 강사는 그러한 원인을 잘 파악하여 무조건 회원이 자신에게 저항을 느낀다고 여기지 않아야 하며, 회원에게 용기를 북돋워 줄 수 있어야 한다.

• 자신이 원하는 스타일을 요구한다.

오히려 강사에게 이렇게 해야 된다고 가르친다. 대체로 이런 경우는 기존의 강사가 바뀌고 새로운 강사가 왔을 때 오랫동안 요가수업을 받은 기존 회원의 경우이다. 특히 그 회원이 기존의 강사를 많이 신뢰했을 경우는 십중팔구 배우려고 하기 보다는 신임 강사를 훈계하려 한다. 자신이 배워온 방식대로 해주기를 요구하는 경우가 있다. 이때 자신의 티칭 스타일이 확립되어 있지 않거나 요가 철학이 세워있지 않을수록 그 회원이 요구하는 대로 들어주어야만 될 것 같고 자신이 뭔가 잘못 지도하고 있는 것은 아닌지 의심이 들고 가르치는 것에 자신감이 흔들린다. 대체로 경험이 부족한 강사들이 느끼는 고뇌일 것이다.

이때 우선 회원의 말을 잘 경청하는 것이 중요하다. 대체로 강사들은 이런 상황에서 긴장되고 자신을 본능적으로 방어하려고 하여 회원의 말을 수용하기보다 거부한다. 비록 말로 표현하지 않더라도 무의식 차원에서 거부하며 그 회원에게 신경이 쓰인다. 잘 경청한 다음, 자신이 가지고 있는 수업 방식의 좋은 점을 회원에게 전달한다.

• 회원이 수업에 몰입하지 못하고 행동이 산만하다.

화장실을 가거나, 시계를 보거나, 옆 사람을 힐끗힐끗 쳐다본다거나 창밖을 보거나, 말을 하는 등의 수업 이외 행위를 하는 경우이다.

2. 저항을 가져오는 원인과 다루는 방법

아래의 내용은 저항을 가져오는 원인이기도 하면서 그 원인에 따라 저항을 다룰 수 있는 방법의 힌트를 제공하고 있다. 수업시간의 저항이 단순히 수업시간의 요가지도에서만 비롯된 것이라고 한정짓지 않기를 바란다. 의외로 수업 이외의 바깥에서 회원을 대하는 태도에서 비롯됨을 알았으면 한다.

1) 회원을 만나는 순간의 나의 감정과 생각을 알아차리는가?
- 2초 만에 상대는 무의식적으로 나의 마음을 알아차린다.

- 나의 시선은 안정되어 있는가?
- 나의 표정은 상대를 반기는 표정인가? (무표정인가? 혹은 싫은 표정인가?)
- 인사를 즐겁게 하는가?

참고. 저항과 쿤달리니 각성의 구분

저항과 달리 회원의 에너지 흐름에 따라서 강사가 안내하는 요가자세가 아니라 다른 자세를 한 회원이 있었다. 이 회원은 단식을 한 후 그 센터에서 가르치는 요가수업을 들었는데, 자신도 모르게 강사가 안내하는 자세보다는 다른 자세가 나오는 것을 체험하였다. 수업이 끝난 후 강사는 그 회원을 불러 수업시간에 자신이 안내하는 자세를 해달라고 부탁을 하였고 그 부탁이 일방적이어서 회원은 강사에게 자신의 경험을 말하고 싶지 않아 그냥 말문을 닫았다고 한다.

이런 경우가 있으리라 본다. 어떻게 해야 할까? 우선 강사는 회원의 에너지 흐름을 느낄 수 있어야 한다. 그 에너지가 저항인지 혹은 (쿤달리니 각성으로) 에너지 흐름에 의해 자연스럽게 일어나는 행위(kriya)인지를 구별할 수 있어야 한다. 에너지 흐름에 의한 행위일 경우 오히려 그 회원을 보호해주어야 한다. 수업이 끝난 후에는 회원의 마음을 편안하게 해주기 위해 왜 그런 행위를 하였는지를 물어보며, 그런 행위에 대해 존중을 해주어야 한다. 그러면 회원은 강사의 안내대로 수업하지 않은 것에 대한 무의식적인 미안한 마음을 가지지 않게 된다.

---

2) 수업의 난이도를 보라

아사나의 난이도가 너무 쉬울 경우 몰입을 잘하지 못한다. 빠완묵따사나를 실시하는 것을 보면 대체로 회원들은 너무 쉽다고 여겨 집중하지 않는다. 강한 자극에 길들여져 있을수록 쉬운 자세를 우습게 여긴다. 이때 호흡과 동작이 일치하도록 안내하여 깊이 몰두하게 하는 것이 중요하다. 개인적으로 훌륭한 요가 강사는 쉬운 자세도 지루하지 않게 오히려 깊이 자각하면서 지도할 수 있다고 본다.

난이도가 너무 어려울 경우, 시도하기 전에 포기할 수 있으며, 시도하였으나 잘 못할 경우 좌절감을 느낄 수 있다. 난이도 조절을 통하여 적절한 성취감을 느끼게 하는 것이 중요하다.

난이도를 조절하는 방법으로서는 어떤 완성자세를 하기 전에 선행 자세부터 하는 것이 중요하다. 예를 들면 파스치모따나사나를 할 경우, 자누시르사나를 먼저 실시하는 것이 도움이 되며, 또는 파스치모따나사나를 할 때 손의 위치를 무릎, 정강이이나 발목에 두어 난이도를 조절할 수 있다. 또는 다리를 벌려 할수도 있으며, 도구를 사용하여 난이도를 조절할 수 있다. 중요한 것은 파스치모따나사나가 가지고 있는 효과를 가지기 위하여 척추를 반듯하게 펴서 앞으로 숙이는 것이다. 무조건 손이 발목을 잡아야 잘 하는 것이 아님을 알려주는 것이 도움이 될 것이다. 파스치모따나사나에서 난이도 조절의 어려움을 해결할 수 있는 가장 기본적인 것은 척추에서 일어나는 여러 신체 감각을 자각하게 하는 것이다.

3) 자신이 어떻게 피드백을 주는지를 파악하라.
- 타인과 비교하지 않는가?
- 못할 경우 핀잔을 주지 않는가?
- 잘 하는 사람한테만 관심을 기울이지 않는가?

4) 회원의 질문에 대해 자신이 어떻게 답을 하는지를 관찰하라.
- 어물쩍하게 넘어가는 건 아닌가?
- 질문을 못들은 체 하는 건 아닌가?
- 그런 쓸데없는 질문을 하느냐고 핀잔을 주는 것은 아닌지?
- 억지로 답을 끼워 맞추는 것은 아닌지?
- 답을 모르면서도 아는 것처럼 대답하는 것은 아닌지?
- 다음에 알려주겠다고 해놓고서는 잊은 것은 아닌지?

5) 수업의 내용을 살펴라.
- 수업 내용이 매일 반복되고 변화가 없는지를 보라.
- 동작과 호흡이 일치되는가?
- 동작의 안내방향과 자신의 시연의 안내방향은 같은가?
- 유지시간을 무리하게 하지 않는가?
- 지나치게 천천히, 지나치게 빠르게 동작을 하도록 요구하지 않는가?

6) 자신이 가르치는 스타일을 보라.

- 회원의 수준을 고려하지 않고 일방적으로 가르치는가?
- 시선을 마주치는가?
- 정확하지 않은 자세를 적절하게 교정해주는가?
- 자신 없는 태도로 가르치는 것은 아닌가?

참고. 이럴 땐 자신 없는 태도

① 앉아 있을 때 몸을 흔들거리며 이야기하는 버릇이 있다.
② 표정이 굳어있다.
③ 시선이 안정되지 못하고, 눈을 잘 마주치지 못한다.
④ 불필요한 손동작이 잦다. 예) 코 만짐, 턱 만짐, 머리 만짐.
⑤ 말이 어눌하다.
⑥ 쓸데없이 웃는다.

---

7) 수업 이외 회원을 대하는 자신의 모습을 보라.

- 아는 체, 잘난 체, 있는 체 하지 않는가?
- 자신의 몸매를 은근히 과시하지 않는가?
- 회원의 몸매를 시기하는 것은 아닌가? 또는 무시하는 것은 아닌가?
- 특정한 회원 몇 명만 친하게 지내는 것은 아닌가?

8) 기타: 기존 강사 대신에 회원들을 가르칠 때의 저항

- 회원은 새로운 강사의 스타일에 적응해야 하므로 긴장감을 가질 수 있다는 것을 이해하고 그러한 마음을 보살핀다.
- 자신의 스타일이 기존의 강사 선생과 다를 수 있음을 먼저 알리고 이해 시키며, 다른 스타일이어서 처음에는 불편할 수 있다는 점도 미리 알려준다.
- 진심으로 회원들을 대하려는 태도를 가진다.
- 상대로부터 느껴지는 불편함을 바라보라. 먼저 내 마음부터 편안하게 만든다. "자신의 강한 에고는 상대를 불편하게 만든다."것을 기억하자.
- 자신의 권위를 내세우기 위해 기존의 강사를 폄하하지 않는지를 살펴본다.

이는 십중팔구 자신을 망치는 지름길이다.

- 3~5년 동안 수련한 회원일 경우 저항은 더 강하다. 기존의 강사 스타일에 익숙해져 변화하는 것이 어려울 수 있기 때문이다. 시간을 더 느긋하게 가지고 진솔하게 대하도록 한다.

매력적인 요가지도사를 위한 성찰 코너

1. 요가지도 할 때 직면하는 저항의 형태를 알고 그 원인을 나 자신으로부터 통찰 할 수 있다.
2. 나는 저항을 적절하게 다룰 수 있으며, 회원의 저항은 훌륭한 강사가 되기 위한 기회라고 여긴다.

수업주제 4. 오감을 만족시키는 수업환경으로 동기
부여하기

　　쾌적한 환경은 수업의 동기부여를 높인다. 요가수업을 하는 공간은 스트레스가 덜 쌓이는 곳이어야 한다. 현대인은 감각적인 스트레스를 많이 받고 있으므로 다섯 오감을 편안하게 할 수 있는 환경을 꾸미는 것이 중요하다.

　　청각의 이완을 위하여 음악이나 만트라를 활용한다. 어떤 회원은 요가센터의 음악이 지나치게 인도적이어서 거부감이 든다고 한다. 또는 음악이 너무 정적이어서 처지는 분위기라고 표현하기도 한다. 그러므로 적절한 음악선정을 위해 어느 정도 감각이 있어야 한다.

　　후각적인 이완을 위하여 아로마 오일을 사용하거나 향을 피우며, 공기를 환기 시킨다. 매트의 냄새를 정기적으로 체크하여 상쾌하게 한다.

　　촉각을 이완하기 위하여 실내의 온도와 습도를 쾌적하게 함으로써 피부감각에 닿는 느낌을 상쾌하게 만든다. 매트를 청결하게 하여 몸에 닿는 촉감이 쾌적하게 한다.

　　시각의 이완을 위하여 조명을 고려하도록 한다. 조명은 너무 어둡지도 밝지도 않아야 한다. 너무 어두울 경우 분위기가 처지는 경우가 생기며, 너무 밝을 경우 에너지가 흩어지는 경향이 있다. 사바사나에서 이완할 때는 조명을 꺼주어 눈이 부시지 않도록 한다. 시각의 이완을 위하여 공간을 지나치게 장식하여 눈이 쉽게 피로해지지 않도록 한다. 시각적인 분위기를 바꾸기 위하여 요가매트의 색깔과 정렬방식을 고려하는 것도 도움이 된다.

　　미각의 신선한 자극이나 이완을 위하여 수업전이나 후에 가볍게 차를 따스하게 마시는 것도 도움이 되리라 본다.

매력적인 요가지도사를 위한 성찰 코너

1. 요가지도하기 전에 쾌적한 환경의 중요성을 알고 그 방법을 실천할 수
   있다.

---

3. 적절하게 반응하기

기술은 뛰어난데 소송에 시달리는 의사가 있는가하면 실수를 많이 해도 전혀 소송을 당하지 않는 의사가 있다. 의료사고가 났음에도 불구하고 소송 당하지 않는 이유가 무엇인지에 대한 연구 자료에 의하면 환자가 개인적으로 의사로부터 어떤 대접을 받았는가에 달려있었다. 즉 의사와 환자의 관계가 중요하였다.

의료사고 소송에서 거듭 반복되는 환자의 불평은 자기가 짐짝 취급받고 무시당하고 천덕꾸러기 대접받았다고 한다. 소송당하는 의사와 그렇지 않은 의사의 차이는 환자에게 주는 정보의 양과 질에는 별 차이 없으나, 문제는 어떻게 이야기 하는가이었다. "우선 진찰해 보고 나서 함께 문제를 이야기해 봅시다." "나중에 질문할 시간을 드리겠습니다." 등으로 환자를 편안하게 배려하고 적극적으로 경청하고 웃거나 익살을 떠는 의사들이 그렇지 않은 의사들에 비해 의료사고가 나더라도 고소를 덜 당하는 것으로 나타났다.

수업주제 1. 요가지도사로서의 대화법 자각하기

1. 경청하기

평소에 자신이 다른 사람과 대화하는 패턴이나 습관을 자각하는 것이 좋다. 회원을 면담하거나 관리할 때 회원의 말을 잘 경청하는 것은 의사소통의 기본이 된다. 경청을 잘 하기 위하여 첫째, 회원의 비언어적 반응에 대해 섬세하게 지각할 수 있어야 하고 둘째, 회원의 언어적인 반응과 비언어적 반응에서 관심을 기울이고 있음을 나타내야 한다. 적절한 질문이나 반영, 공감을 함으로써 회원에게 경청하고 있음을 나타낼 수 있어야 한다. 회원이 가지는 비언어적, 언어적 반응에 리듬을 맞춰주는 것이 중요하다.

경청하고 있음을 나타내는 표현들은 다음과 같다.

• 적절한고개의 끄덕임

시기적절하게 고개를 끄덕이는가? 고개 끄덕임은 상대방이 중요한 이야기를 방금 마쳤을 때, 상대방이 말을 하면서 내가 자기를 이해하고 있는지 궁금해 할 때, 상대가 말하는 것을 인정, 지지해줄 때 등이다.

• 단순한 음성반응

"으응", "아", "그랬구나" 등

• 관심어린 질문

사실, 사건, 정보에 관한 질문은 자신의 감정이나 느낌을 말로 표현하기 어려워하는 회원에게 특히 더 효과적일 수 있다.

• 회원이 한 말의 반복, 요약

적절한 반복은 회원이 강조해서 한 말이나 강사가 볼 때 중요한 부분이라고 생각되는 곳을 반복해주면 회원이 자기표현을 하는데 도움이 될 것이다.

요약은 회원이 한 말을 환언하여 짧게 말해주는 기술로서, 강사가 회원을 말을 듣고 이해한 바를 회원에게 확인받는 효과가 있다. 회원으로 하여금 자신의 말과 심정을 간단명료하게 이해할 수 있도록 돕는 결과를 낳는다. 하지만 요약과 환언을 자주하면 대화과정을 지루하게 하거나 지나치게 인지적인 대화흐름으로 만들 수도 있으므로 유의할 필요가 있다.

요약과 환언이 적절한 시기는 다음과 같다:
① 회원이 전달하려는 바가 분명치 않을 때
② 회원이 여러 가지의 주제, 내용, 상황 등을 한꺼번에 말하고자 할때
③ 회원이 너무 오래 말할 때
④ 회원이 무슨 말을 하고 있는지 혼돈에 빠졌을 때
⑤ 강사 자신도 회원을 충분히 이해하고 있는지 의심스러울 때

> **활동코너. 3인 1조의 대화법 :청자, 화자, 관찰자**
>
> 1) 평소대로 경청
> 2) 적극적으로 경청
> 3) 의도적으로 잘 경청하지 않기

2. 나 전달법과 너 전달법[45)]

나 전달법(I-message)은 자신의 생각이나 느낌을 표현할 때 주어를 "나"로 하여 그런 느낌을 가지게 된 책임이 상대방에게 있지 않고 표현하는 자신에게 있음을 알려주는 대화법이다.
① 나를 주어로
② 상대방의 문제되는 행동과 상황을 구체적으로 말하기
③ 상대방의 행동이 나에게 미친 영향을 구체적으로 말하기
④ 내 감정을 솔직히 말하기
⑤ 내 마음을 전달한 후, 상대방의 말을 경청하기

반면에 너 전달법(You-message)은 느낌의 책임을 자신에게 두지 않고 상대방에게 전가하는 방법이다. 명령, 비난, 지시, 충고의 감정으로 전달되어 대화를 가로막게 한다. 불쾌하거나 불편한 감정을 지니거나 갈등상태에 있을 때 보통 사람들이 흔히 하는 표현이 너 메시지이다. 이는 대인관계를 악화시키거나 문제를 더 악화시키는 방법이다.

> **활동코너. 나 전달법 훈련**
>
> 상황 : 요가수업 중 어느 회원이 핸드폰을 만지며 문자를 보내고 있다.
> 위 상황에 대해 내가 느끼는 감정이 어떤지를 알아차린 후 회원에게
> 나 전달법과 너 전달법으로 각각 표현해본다.

---

45) 고영인(2001). 『상담연습 워크북』. 도서출판 문음사. p.41을 참조하였음.

3. 적극적 건설적인 반응

우리가 반응하는 방식에 의해 대인관계는 강화될 수도 약화될 수도 있다. 긍정심리학[46])에서는 좋은 관계를 훌륭한 관계로 만들기 위해 적극적이며 건설적인 반응을 하도록 한다. 마틴 셀리그만에 의하면 우리가 상대방과 대화를 할 때 반응 방식이 대체로 네 가지가 있다. 첫째, 적극적이며 건설적 반응, 둘째, 소극적이며 건설적 반응, 셋째, 적극적이며 파괴적 반응, 넷째 소극적이며 파괴적 반응이다. 네 가지 반응 중에서 관계를 강화하는 방식은 적극적이며 건설적인 반응이다.

적극적이며 건설적인 반응을 위해 첫째는 상대방에게 관심을 기울여 세심하게 경청한다. 둘째는 그 일이 일어난 상황을 자세하게 들려달라고 한다. 셋째는 많은 시간을 들여서 반응할수록 좋다.

만약 어떤 사람한테 내게 일어난 좋은 일을 말했는데 상대방이 아주 짧게 한마디로 반응하여 즉, 소극적으로 반응하여 더 이상 나의 즐거운 감정을 표현하지 못하게끔 대화의 주제가 끊겨졌다면 그 대화는 유쾌하지 않을 것이다.

활동코너. 적극적이며 건설적인 반응 훈련

상황 : 회원이 "선생님, 저 요가하면서 살 빠졌어요"라고 한다.
위 상황에 대해 적극적이면서 건설적인 반응을 하도록 한다.

---

[46] 마틴 셀리그만(2011). 『플로리시』. 도서출판 물푸레. pp.84~87을 참조하라. 마틴 셀리그만은 긍정심리학의 창시자로서 치유로서 부정적인 것보다 긍정적이고 강점에 초점을 두며, 잘되었던 것에 초점을 둔다. 증세 경감에 초점을 두는 심리치료법이라기 보다 자기 강화를 통한 치유에 초점을 둔다고 볼 수 있다.

수업주제 2. 피드백 하는 방법

1. 피드백[47]은 언제 유용한가?

- 요가 수업 후
- 면담시

2. 피드백 방법

회원에게 요가수업 후 피드백을 할 때 우선 회원이 가진 긍정적인 것부터 먼저 한 다음 보완해야 할 것을 말하고 다시 긍정적인 것을 강조하도록 한다. 일반적으로 피드백을 할 때 지켜야 할 규칙은 다음과 같다.

- 성격이 아닌 행동에 대해 이야기 한다.
- 행동이 일어난 직후에 한다.
- 모호하거나 과장되지 않게 객관적인 증거를 근거로 구체적이어야 한다.

회원에게 회원이 보완했으면 하는 부분에 대해 피드백을 주고자할 때 다음 사항을 고려하면 좋다.

- 개선이 가능한 것에 한하여
- 상대방이 받을 자세가 준비되어 있을 때
- 강요하지 말고 너무 많은 양을 제공하지 않는다.
- 충고나 해결방안 보다 대안(보완해야 할 측면)을 제시하되, 부드럽게 안내한다.

---

[47] 피드백은 주로 상담장면에서 사용하는 용어로서, 타인의 행동에 대한 자신의 반응을 상호간에 솔직히 이야기해 주는 과정을 의미한다.

3. 수업 후 피드백[48]

통증을 호소할 경우:

처음 요가를 시작할 때 경직된 근육 때문에 근육의 통증을 호소하는 경우가 있다. 특히 주로 앉아서 활동하는 경우가 많은 회원의 경우 그러하다. 이는 곧 사라지게 되며, 자연스러운 현상이다. 정확하지 않은 방법으로 자세를 할 경우 통증이 뒤따른다. 난이도 있는 자세를 할 경우 그러하다. 처음부터 어려운 자세를 시도하려는 수련자들의 경우 통증을 일으킬 수 있다.

통증이 일어나면 그것을 없애려고 하며, 정확하게 이해하려고 한다. 문제가 되는 측면에 정확한 기법을 적용함으로써 상황을 수정할 수 있다. 적절하게 스트레칭을 수련할 경우 통증은 일어나지 않을 것이다.

머리가 아프다고 할 경우:

아사나하는 도중 숨을 참게 되면 혈압이 올라가게 된다. 이는 두통, 가슴 두근거림, 현기증을 야기할 수 있다. 아사나하는 중에 호흡을 참아 복강내의 긴장이 증가하게 될 경우 대동맥은 압력이 증가하여 고통 받게 된다.

서서하는 자세에서 머리가 아프다고 하는 경우:

자세를 하면서 호흡을 참기 때문이다. 자기도 모르게 머리와 목 부위를 수축하는 경향이 있다. 목과 머리를 수축하지 않으면 두통도 사라질 수 있다. uttanasana, 개자세 혹은 머리를 바닥에 두는 virasana를 실시하면 도움이 된다.

서서하는 자세를 하고 난 후 목이 아프다고 하는 경우:

안면두개근육(facio-cranial muscles)을 경직하기 때문에 그러하다. 머리와 어깨를 돌리면서 승모근을 부드럽게 유지하도록 한다. 관련 자세들에서 견갑골은 편평하게 유지해야 한다.

비라바드라사나 I 에서 손을 모으는 것이 필요한가:

손바닥을 붙이지 않고 마주보게 하면 심장의 긴장이 줄어든다. 손바닥을 마주하게 되면 심장을 마사지하는 효과가 있다. 이때 목근육은 긴장하지 않

---

[48] Krishna Raman & S Suresh(2003). Yoga & Medical Science :FAQ. (EastWest Books Pvt. Ltd.출판)에서 발췌한 내용임.

아야 한다.

전굴자세를 한 후 두통이 완화되지 못하는 이유:

앉아서 전굴자세를 하면 두통을 완화하는데 도움이 되는데 그렇지 못한 이유는 호흡이 맞지 않거나, 복부근육을 긴장하거나 입뿌리로 혀를 밀면서 목 근육을 수축하기 때문이다. 혀와 목은 서로 밀접하게 연결되어 있다.

전굴자세를 한 후 목의 통증이 일어나는 이유:

서서 혹은 앉아서 전굴자세를 할 때 목에서 통증이 느껴지는 이유는 무엇인가? 승모근과 목 근육을 이완할 경우 통증이 일어나지 않는다. 목의 미주신경을 짧게 해서는 안 된다. 전굴자세의 경우 목부터 숙이지 않아야 한다.

비틀기자세를 한 후 두통과 가슴의 통증이 일어나는 이유:

호흡을 참고 목 근육을 경직하게 되면 두통이 일어날 수 있다. 늑간근육을 정확하게 충분하게 올리지 않으면서 호흡을 참을 경우 가슴통증을 더 증가시키게 된다.

수업주제 3. 회원들의 요가체험에 대한 피드백

요가를 하면서 신체적인 차원뿐만 아니라 심리적으로 혹은 영적으로 다양한 체험을 하게 된다. 예를 들면 물고기 자세를 하는데 갑자기 울음이 터져 나온다거나, 물구나무 서기 자세에서는 왠지 모르게 두려움이 생겨 실시할 수 없다거나 하는 개인적인 무의식적 경험이 맞물려 일어나게 된다. 어느 회원은 어린 시절 그네 타다가 떨어진 경험이 쟁기자세를 할 때 올라와 두려움으로 인해 그 자세를 할 수 없었다고 한다.

어느 회원은 평소에도 온 몸에서 뱀이 꿈틀거리는 것 같다고 호소하는가 하면, 어느 회원은 어떤 특정한 자세를 취할 때 떨림이 자주 일어나며 속이 울렁거리며, 손바닥에 땀이 난다고 호소하면서 이 모든 것이 정상인가라는 질문을 한다. 어느 회원은 갑자기 분노가 올라와 주체할 수 없을 정도로 민감해지는 정서적인 격변을 겪는다고 한다. 또한 신체적인 질병들이 나타나 요가를 지도하는 강사를 곤혹스럽게 할 수도 있다. 회원들의 이러한 다양한 체험을 이해하고 피드백을 줄 수 있어야 한다.

1. 영적위기의 이해[49]

영적 발현은 개인에 따라 요가가 아니더라도 일상 생활속에서 일어나기도 한다. 요가를 할 때는 특히 쿤달리니 각성으로 인하여 의식의 변형이나 확장으로 다양한 영적 체험들을 하게 된다. 정신과의사인 스타니슬라브 그로프

---

[49] 곽미자(2010)의 '쿤달리니 각성과 영적 위기' (춘해보건대 학술논문자료집)를 참조하여 발췌 하였음.

부부는 영적 발현과 영적위기 라는 용어를 사용하였으며, 1980년에 영적 위기 네트워크(Spiritual Emergency Network)를 형성하여 쿤달리니 각성시 나타나는 현상뿐만 아니라 다양한 영적 체험들을 다루고 있다.

영적위기는 일반적으로 심각성과 강렬함을 가지며, 영적발현은 영적위기에 비해 경험의 강도가 부드러우며, 압도적이거나 정신적 충격이 적은 편이다. 영적위기 동안에는 일상생활을 평소처럼 하는 것이 매우 어려운 것으로 영적발현과 구분하고 있다. 이른바 영적위기는 일상적이지 않은 의식상태를 나타내며, 강한 정서, 비전, 다른 감각적인 변화와 평소와 다른 사고, 다양한 신체적 현상들을 포함한다. 영적위기의 다양한 현상들 중 쿤달리니 각성과 연관된 부분은 요가수련에서도 회원들이 경험하는 현상이기에 중요하다.

2. 쿤달리니 각성의 증상 이해

쿤달리니 각성을 이해하지 못할 때 흔히 범하는 두 가지 오류가 있다. 하나는 영적인 경험을 병리학적 수준으로 보아 증상을 억제하는 약물치료로 모든 비일상적인 의식 상태를 다루는 경향으로써 주로 전통 정신의학에서 범하는 오류다. 다른 하나는 의학적 치료가 필요한 신체적, 정신적인 병들을 영적인 체험으로 혼동하는 경우로써 흔히 요가 수련자나 강사들이 범할 수 있는 오류다.

전통적인 쿤달리니 과학에 의하면 쿤달리니 각성시 개인이 가지고 있는 가르마의 패턴에 따라 그 경험들이 다양하게 나타난다. 개인마다 쿤달리니 각성시 체험하는 현상들이 성향에 따라 다르기 때문에 일반화시키는 것은 어렵다. 그럼에도 불구하고 쿤달리니에 대한 이해가 결여되어 있을 경우 막연한 두려움을 가질 수가 있으며, 그릇된 방법으로 대처할 수 있기 때문에 이해할 필요가 있다. 아래는 쿤달리니 각성시 나타날 수 있는 현상들이다.

1) 프라나 움직임(kriya)
무의식적으로 갑자기 당김. 떨기, 진동, 경련.
수축(특히 항문, 복부, 목), 반다(bandha). 손의 무드라.
이전에 해보지 않았던 아사나들.
눈 깜짝할 사이의 팔, 다리, 머리의 갑작스런 움직임.
저절로 춤추기, 깡충 뛰기, 돌기, 빠른 속도로 달리기. 쓰러지기.

꼼짝할 수 없도록 얼어붙기, 근육이 굳고 딱딱해지는 것을 느끼기.
에너지가 홍수처럼 엄지발가락, 발 또는 척추아래에서 시작하여 몸으로 각
성되기. 갑자기 저절로 소리를 내기.

2) 내적인 생리적 감각

부드럽거나 강한 황홀, 희열적인 감각(몇 달 혹은 몇 분 동안 지속됨)
술에 취한 느낌, 초연한 느낌, 약간 몸을 벗어난 느낌.
가수면 상태로 빠지기, 공간을 노려보기.
맥박의 증가
전기에 감전된 듯한 느낌, 가려움, 따끔따끔 거리기
초조한 에너지, 고혈압, 두근거리기; 이것은 무력감으로 대체될 수 있다.
메스꺼움. 배 아픔.
뱀이 몸 안에 있는 듯한 느낌, 특히 복부에, 또는 척추를 기어가는 느낌.
심장마비처럼 가슴의 통증
신체 전체에 만성적이거나 일시적인 고통, 진단하기 어려움.
척추를 따라 날카로운 통증과 요통
두통, 머리에 윙윙거리는 에너지 느낌, 두피에 세균이 기어가는, 따끔거리
는, 가려운 느낌.
머리에 전기의 느낌, 두피가 열리는 듯한 느낌.
손, 팔 혹은 발의 감각을 잃은 듯한.
엄지발가락의 통증이나 전기감각, 발톱이 검게 되거나 빠지는.
성적인 에너지의 변화; 저절로 오르가즘, 두뇌 오르가즘. 생식기 오르가즘
이든. 목에서의 빨아 당기는 감각, 회음부에서의 가려움.
공기처럼 몸이 가볍게 느껴짐; 유체이탈 경험.
극도로 민감하게 들림 - 멀리서 나는 것도 들리는 듯. 마치 각 색깔이 각
각 음조와 연결되어 있는 것처럼 들림.
귀로부터 진동과 에너지가 나옴.
내면의 깊은 소리들을 들으며, 느껴짐.
과다행동 후 소진됨.
머리끝이 섬.
임신한 것처럼 배가 불러옴.
폐가 저절로 공기로 가득 참.
목에서 달콤한 액체가 흐름(amrita).

3) 시각적인 문제들

눈꺼풀이 일시적으로 감기며, 뜨기를 거부함.

일시적으로 눈이 멈.

감소해진 시력.

빛에 대해 극도로 민감함.

예리한 시력 - 색깔들이 매우 강한 것처럼 모든 것을 보는.

오라, 밝은 빛, 눈을 멀게 하는 빛, 빛의 작은 점들, 빛의 패턴을 봄.

눈이 반짝임.

눈썹 사이 미간을 씰룩거림, 3의 눈에 고정됨.

4) 식이 패턴의 변화

주요 식욕의 변화 - 며칠 또는 몇 주 동안 음식을 먹을 수 없음.

게걸스러운 식욕. 체중에 거의 영향을 주지 않음.

고기나 술 또는 약물을 먹지 않는 경향.

특이한 음식에 대한 갈망 혹은 특이한 허브에 대한 갈망

5) 체온 변화

뜨거운 섬광, 때때로 지나치게 땀이 흐름. 타는 듯한, 계속되는 열,
밤에 땀이 남.

몸이 얼어붙는 듯한 추위가 엄습, 때때로 뜨거운 섬광으로 대체되기도 함.

신체 여러 부위에서 뜨거움과 차가운 감각; 몸의 한쪽은 뜨겁고, 한쪽은
차가움.

6) 질병 혹은 가짜 질병

현저하게 심장발작, 보통 가짜 경보; 심장이 띄지 않는다고 불평함.

위와 소화의 문제, 섭식장애.

편두통, 두피의 얼얼함, 압력.

증상들이 임상적으로 파킨슨병이나 간질과 유사하게 보임.

모호한 고통과 불평으로 자신이 죽어가는 듯한 확신.

잠재된 질병의 폭발

떠있는 듯한 고통, 정체, 신체 여러 기관에서의 변동이 있는 듯한 불평,
비장 자오선을 따라 통증. 이유를 알 수 없는 마비.

신체 여러 부위에서 통증이 나타남, 특히 척추를 따라 머리에서 고통.

7) 심리적인 격변

해결되지 않은 심리적 문제들의 강화, 죽음 또는 정신이상에 대한 두려움, 흔들거리는 기분, 불안, 분노, 죄책감, 우울, 깊은 자비심, 무조건적인 사랑, 타인의 기분에 대한 극도의 민감성의 증대. 정서적인 문제들을 다시 인식하고 해결하고자 하는 강한 욕구를 느낌. 때때로 깊은 갈등들을 상징하는 자발적인 의례의식을 행하기도 함.

8) 초감각적인 경험들

비전형적인 지각들(빛, 상징, 기하하적인 이미지들)을 포함. 청각의 입력(목소리, 음악, 경구, 또는 지속적인 내면의 소리) 혹은 후각(향나무의 냄새, 향수 혹은 향냄새)

9) 사마디 혹은 satori 경험

이 상태들은 합일적인 자각의 상태로 의식의 몰입을 의미한다. 깊은 평화, 지혜, 빛의 경험을 가져옴. 명상 동안 또는 후에 고요함, 즐거움, 희열이 일어나는 초월의 상태, 또는 자발적으로 일어나는 초월의 상태.

쿤달리니 각성시 나타나는 증상들은 산만한 경향이 있으며, 한밤중에 일어날 수 있으며, 자극 없이 왔다가 사라지며, 일반적으로 의학적인 치료에 효과가 없다. 이러한 증상들의 빈도와 지속은 예측하기 어렵다. 어떤 사람들은 쿤달리니 각성 동안 신체적인 반응이 거의 없지만 어떤 이는 신체적인 강한 반응에 반응한다. 어떤 향상된 요기들은 매우 강한 증상들을 체험하지만 이러한 상태들이 짧은 기간 혹은 며칠, 몇 주 동안 지속된다.

고통과 정서적인 상처는 몸의 세포에 저장되며, 에너지가 확장될 때 그 결과로 이러한 고통과 정서가 해방되며, 그것과 더불어 고통과 정서적 상처와 연관된 기억도 함께 풀어난다.

매력적인 요가지도사를 위한 성찰 코너

1. 나는 회원들의 요가체험에 대해 적절한 피드백을 줄 수 있다.

수업주제 4. 질문에 응답하는 방법

나의 경우는 어떤가?

Q. 요가지도사로서 회원들로부터 질문을 받을 때 어떤 태도로 대하는가?
Q. 회원들의 질문에 적절하게 답변을 할 수 있는가?

1. 질문에 답하는 태도

회원으로부터 질문을 받을 경우 어떤 태도를 취하는가? 혹 자신도 모르게 긴장한 얼굴표정이나 방어적인 태도를 취하는 것은 아닌지를 살펴보아야 한다. 평소에 예상되는 질문을 생각해보고 회원의 성향과 수준에 맞게 적절한 답을 하는 연습을 한다.

• 모르는 질문일 경우 알아보고 다음 시간에 답을 해주겠다고 한다. 이 경우 반드시 메모했다가 답을 해준다. 답을 해주겠다고 하고서는 답을 해주지 않을 때 강사에 대한 신뢰도가 떨어지는 것은 당연하다.

• 답은 간결하게 명쾌하게 한다. 가끔 질문에 대한 답보다 더 부가적인 설명이 많아서 물어보기가 두렵게 만드는 강사가 있다. 이때 자신이 아는 것을 최대한 요점을 전달할 수 있는 훈련을 해야 한다.

• 회원의 질문은 어떤 수준이든 소중하게 여겨야 한다. 속으로 '저것도 질문이냐' 는 식의 무시를 해서는 안 된다. 질문의 난이도 혹은 중요도에 따라 답변하는 태도가 달라져서는 안 된다. 한결같은 마음으로 성실하게 답을 하는 태도를 가져야 한다.

• 수업 후 항상 질문의 기회를 주도록 한다. 개인적으로 자유롭게 질문하고 답을 주는 피드백 시간을 가지도록 한다. 학생에게 시간을 많이 배려하는 교사가 유능한 교사로 여기듯이, 회원들에게 시간을 더 많이 할애하는 강사가 유능한 강사의 조건이라고 보아진다.

2. 요가지도사들이 직면하는 어려움은?50)

- 학생들을 가르칠 때 20분정도가 지나면 굉장히 산만하고 장난을 쳐서 힘이 든다.
- 새로운 동작들이 없다. (밑천이 떨어짐)
- 새로운 센터에 갔을 때 회원들이 전 강사님과의 비교를 한다.
- 회원들이 내가 모르는 질문을 했을 때 난감하다.
- 하루 3 이상하면 체력이 딸림.
- 내 실력의 한계를 느낄 때 (회원이 점점 줄어든다든지.)
- 회원들이 날 무시한다는 느낌을 받았을 때
- 내가 원하는 요가스타일과 현재 대중들이 원하는 요가스타일이 달라서 혼동스럽다.
- 늦게 들어오거나 수업중간에 나가는 회원들 때문에 집중력 떨어지고 분위기 망친다.
- 종교적 색깔이 느껴진다면서 따지고 그만두는 회원 때문에 힘들다.
- 요가를 가르치다가 회원이 다쳤을 때
- 임산부나 외국인이 수업에 들어왔을 때
- 요가 동작이 나보다 더 잘되는 회원이 있을 때 당황스러움
- 회원들이 수업 집중을 못하면 내 탓인 것 같은 자책감
- 시범보이다가 회원들 앞에서 실수했을 때 (머리서기자세 등)
- 한 회원이 새롭게 들어왔는데 유난히 수업에 못 따라 오는 것을 느낄 때. (예를 들어 비만도가 높거나 나이가 많고 까탈스런 회원일 경우 더더욱)
- 파워 있는 요가를 하려고 계획한 날, 임산부나 나이가 많은 회원이 처음으로 왔을 때 난감함(계획한 요가를 할 수도 없고.)
- 어느 날 갑자기 허리가 아프다거나 목이 아플 때 (이럴 경우 수업을 하기 힘들다. 특히 후굴동작이나 목을 이용하는 동작 시범보이기가 힘들다)

3. 회원들이 호소하는 문제는?

- 힘과 유연성이 떨어진다(다른 회원들과 나 자신을 비교하게 됨).
- 운동을 많이 해 본 회원일 경우 요가를 해도 어려움이 그다지 없어서 요가 시간이 굉장히 지루하게 느껴짐.

---

50) 아름다운 요가동호회 까페 〈요가지도사의 일기〉에서 발췌함.

- 자세 호흡에 대한 설명을 해주었으면 좋겠는데 카운트 세는 것에만 급급한 강사님.
- 강사가 회원들을 무시하는 말투와 눈빛이 느껴질 때

4. 회원들이 궁금해 하는 질문[51]

- 요가와 다른 운동들을 병행해도 되는가
- 입덧에 좋은 아사나 동작은 무엇?
- 지식 호흡 중에 졸음이 온다. 왜 이런가요
- 척추 측만증이나 후만, 전만증일 경우 교정해주는 자세, 예들어 트리코나사나 같은 동작을 할 때 강사님은 지도할 때 좌우 한 번씩을 하는데, 어느 한쪽으로 심하게 휘어졌을 경우 강사의 지시에 따라야 하나 아니면 나에게 맞는 교정동작으로 두 번다 교정할 수 있는 쪽으로 자세를 해야 하나.
- 산전, 산후 요가 동작이 궁금해요
- 요가를 하면 진짜 살이 빠지나
- 뼈에서 우드득 소리가 나는 것은 왜 이런가
- 지식 호흡하고 나서 머리가 띵하다
- 요가를 하고 나서 다음날 몸이 많이 쑤시고 아픈데 이것을 다 풀어준 다음 다시 요가를 시작해야하나? 아니면 뻐근한 상태에서 계속 해도 되는가?
- 요가를 하고 난후 식사를 바로 해도 되나?
- 요가수련자(회원)로서 성행위는 해도 되는 것인가
- 호흡수련 중 한기가 느껴지는데 왜 이런 것인가
- 생리할 때 하지 말아야 할 동작들은 무엇인가? 또한 강사님들마다 생리할 때 역 체위를 해도 된다는 분이 있고 하지 말아야 한다는 사람도 있는데 뭐가 맞나?
- 너무 고통스럽고 힘든 동작이 있는데 이런 자세들도 꾸준히 하면 정말 나중에는 되나? 기간은 얼마정도가 걸릴까?
- 후굴동작을 한 후에는 전굴 동작을 해야 한다고 하든데 안하게 되면 어떻게 되나
- 수업을 듣는데 잠은 안 오는데 계속 하품이 나온다 왜 이런가
- 요가가 어린이나 청소년에게 어떤 효과가 있는가
- 요가는 왜 유산소운동인가?

---

51) 다음 까페 '요가 아쉬람'에서 〈상담&질문〉에서 발췌함.

- 요가의 아사나와 일반 운동, 스포츠와의 차이점은 무엇인가
- 요가수련 전에 하는 만트라는 어떤 의미에서 하는 것인가
- 비만 최대의 적인 식욕을 억제하려면 어떻게 해야 하나
- 요가수련 중에 피해야할 사항들이나 피해야할 음식은 무엇인가
- 요가와 종교가 어떤 연관이 있나
- 하체비만인 사람에게 날씬한 다리를 가지기 위해서 해야 하는 요가는 어떤 것이 있나
- 아사나 수련을 하고 있는데도 살이 빠지지 않는다. 왜 이런가
- 평소에 여드름이 많이 나서 걱정인데 요가로 피부도 치유할 수 있나
- 다른 운동에 비해 느리고 활동량이 적어보이는 요가가 왜 다이어트에 효과적인가
- 요가 할 때 집중하고 바라볼 때 어떠한 방법이 있다면 무엇인가
- 아사나 할 때 호흡법이 상당히 중요하다고 들었는데 어떠한 호흡법이 올바른 것 인가
- 처음으로 요가를 했는데 머리가 아픈 것은 왜 이런가
- 척추에 질병이 있거나 안 좋은 사람에게 좋은 아사나가 궁금하다
- 요가수련을 하고나면 덥고 땀이 나서 샤워를 하고 싶은데 요가지도사는 바로 샤워를 하면 안 된다고 한다 왜 그런가
- 비디오를 보고 요가를 하면 별로 효과가 없다고 하는데 정말인가
- 배와 허리가 따뜻해지는 요가는 무엇인가
- 손발이 찰 때 요가가 좋다고 하는데 정말인가. 효과적인 요가동작은 무엇인가
- 체하고 나서 2일 뒤쯤부터 요가를 시작해도 되나
- 요가동작 중 전굴이 유독 심하게 안되는데 왜 이런가
- 요가수련 중엔 꼭 맨발 이어야하나 왜?
- 요가매트를 깔지 않고 하면 안되는가
- 사바사나 동작에서 잠에 빠져드는데 잠에 들지 않고 이완을 하라는데 그게 안된다. 어떻게 해야 하나
- 사바사나 동작에서 계속 움직이고 싶어요. 가만히 있는데 답답하다. 어떻게 해야하나
- 요가니드라는 왜 하는 것인가
- 무릎이 아픈데 요가를 해도 되나
- 심리적 불안 스트레스를 없애는 방법이 궁금하다.
- 남성과 여성의 유연성이 차이는 어느 정도인가

- 다리가 많이 붓는데 좋은 요가 동작이 있나
- 수술 후 요가를 다시 시작하려면 언제쯤 해야하나
- 체중은 보통인데 엉덩이가 큰 것은 골반이 넓어서인가? 이 경우 골반 확장 동작을 해도 되나?
- om(옴)이 무엇인가?
- 요가를 시작하고 나서 살이 찌는데 왜?
- 요가와 필라테스의 차이점은?
- 빈야사 요가와 아쉬탕가 요가의 차이점은?
- 차크라가 무엇인가?
- 쟁기가세를 하고나서 이완할 때 가슴이 많이 아픈데 왜?
- 고혈압에 하지 말아야 할 동작과 그 원리가 궁금
- 시력에 좋은 요가가 있나? 있다면 원리가 궁금
- 요가수련 후에 헬스를 해도 되나

5. 요가지도사들이 궁금해 하는 질문

- 페이가 어느 정도 되는게 적당한가(이 질문이 정말 많았다)
- 외국(일본 미국 인도 캐나다 등)의 요가 시장은 어떠한가
- 날씨에 따른 아사나 수업을 해야하는가(예를들어 비오는 날은 수리야나마스까라 등으로 몸에 열을 나게 해서 축 처지는 몸을 생기 있게 해준다.)
- 요가의 완성자세는 안정되고 편안한 것 이라고 하는데 수련을 아무리 오래 해도 동작을 할 때 어느 정도의 긴장감이 있다. 무엇이 맞는 것인가.

매력적인 요가지도사를 위한 성찰 코너

1. 나는 요가지도 할 때 직면하는 질문의 유형을 알고 그 질문에 대한 답변을 줄 수 있다.
2. 회원의 질문에 대한 나의 태도를 파악할 수 있다.

수업주제 5. 첫 면담을 어떻게 할 것인가?

요가센터를 방문하는 회원을 어떻게 면담을 하고 회원등록을 시킬 것인가는 매우 중요하다. 성공적인 첫 면담을 위해 요가지도사들이 상담관련 공부를 하고 대인관계론을 배워야 하는 이유이다. 회원의 성향을 잘 파악하여 거기에 맞는 면담을 할 경우 회원등록은 성공하리라 본다. 회원이 센터 문을 열고 들어오는 순간부터 나갈 때 까지 회원을 어떻게 대해야 하는가를 살펴보자.

나의 경우는 어떤가?

Q. 회원 면담의 중요성을 인식하고 있는가?

Q. 회원 면담을 편안하게 하는 편인가?

Q. 회원이 방문할 때 맞이하는 자신의 태도를 인식하는가?

---

1. 회원을 맞이하는 방법

- 회원을 판단하지 말고 밝은 표정으로 인사하라.
- 회원이 앉을 자리를 안내하며, 고객에게 관심을 보이는 몸짓, 시선을 통해 고객에게 집중한다.
- 고객을 두려워하지 않으며, 어떻게 맞이해야 할지에 대해 긴장을 내려놓고 이완된 모습으로 대한다.

2. 첫 면담을 운영하는 요령

- 회원의 욕구 파악: 회원이 원하는 것이 무엇인지를 파악한다.
  이 회원은 요가를 통해 무엇을 얻고자 하는가? 혹은
  이 회원은 요가를 하는 목적이 무엇인가? 혹은

이회원은 요가를 통해 어떤 효과를 원하는가?

- 면담의 분위기를 긍정적, 희망적으로 이끈다.

  아무리 회원이 부정적인 기운, 감정이나 언어를 사용하더라도 부정적 감정을 반영하는 대신에 원하는 쪽, 희망을 가질 수 있는 방향으로 반응하도록 한다. 회원이 원하는 목표를 이룰 수 있는 의지와 가능성을 이끌어낸다.

- 회원으로 하여금 요가지도사의 전문성을 신뢰하게 하라.

  회원의 신체적 상태를 진단할 수 있는 실력을 갖춘다. 회원의 신체 균형과 기본적인 진단을 할 수 있는 자세를 해보게 함으로써 유연성과 밸런스를 측정하도록 한다. 이는 요가 수업 후 어느 정도 향상되었는지를 파악해볼 수 있는 도구가 되기도 한다.

  파스치모타나사나 : 척추의 앞으로 굽히기의 유연성과 균형을 파악할 수 있다. 척추측만을 파악할 수 있다.
  부장가아사나 : 척추의 뒤로 젖히기의 유연성과 좌우 어깨높이를 측정할 수 있다.
  타다아사나 : 전면은 다리의 모양(휜다리)과 어깨 폭의 균형을 파악할 수 있다. 측면은 귀, 어깨, 골반, 발목의 일직선을 측정할 수 있다.
  할라아사나 : 좌골의 높이와 골반의 균형을 알 수 있다.

- 회원이 궁금해 하는 정보 즉, 비용, 교육시간, 할인혜택 등 정보제공을 적절하게 한다. 어떤 회원은 가장 기본적인 정보만을 제공받기를 원할 수도 있다. 이때 요가지도사가 어떻게 면담을 이끌어 가는가에 따라 단편적인 정보제공만하지 않고 회원 자신도 모르는 회원의 욕구를 명료화시켜 갈수 있다.

- 회원의 유형을 파악한다. 고객의 심리적 성향을 파악하여 이에 맞는 면담을 고려할 필요가 있다.

3. 회원 면담카드 작성 요령

회원 면담카드는 회원의 필요한 신상명세서 및 건강 관련 체크를 위한 개인 카드이다. 회원 면담카드는 기관의 특성에 맞게 작성할 수 있다. 회원 면담 카드는 회원의 건강관리를 위한 목적 이외 다른 용도로 사용하지 않으며, 다른 사람에게 회원의 신상 정보를 유출하지 않는다.

활동코너. 요가지도사와 회원 간의 면담 상황 설정
목적: 첫 면담에서 나타날 수 있는 여러 가지 상황에 대한 대처능력을 키운다.
활동: 3명이 짝을 지어 한명은 회원이 되며, 한명은 요가지도사가 되어서 첫 면담 과정을 실습하며 나머지 한명은 이들의 면담과정을 관찰하고 피드백을 한다.
　1) 회원 A - 목적이 살 빼는 것이라고 함.
　2) 회원 B - 잠이 잘 오지 않는다고 함.

　- 면담을 할 때 그 사람의 개인성향을 파악하는가?
　　① 나이 고려
　　② 성별 고려
　　③ 욕구 파악 (요가를 배우고자 하는 목적)
　　④ 성향 - 신체적 체질
　　　　　　심리적 성향 (외향과 내향)

　관찰자의 관찰내용:
　- 회원의 질문에 대처하는 요가지도사의 태도는?
　- 회원이 이야기 할 때 요가지도사의 음성 언어적 반응은?
　- 회원이 이야기 할 때 요가지도사의 신체 언어적 반응은?

매력적인 요가지도사를 위한 성찰 코너

1. 회원과의 첫 면담을 편안하게 안내할 수 있다. 만약 긴장이 된다면 무엇 때문에 그러한지 자기통찰을 할 수 있다.
2. 회원으로 하여금 요가수업에 대한 동기를 부여할 수 있다.

부록

부록 1. 요가가지도자를 위한 윤리 지침[52]

아래의 윤리 지침은 요가지도자의 자질을 높이고 책임을 충분히 인식하려는 노력의 산물이라고 할 수 있다.

개인적 준비

1. 쾌활성과 지도에 대한 믿음을 지니면서 자신의 내적 역량에 맞추어 권계(yama)와 금계(niyama)를 지킨다.
2. 지도의 기초는 개인적 훈련에 달려있기 때문에 지도자는 가르치고, 읽으며, 연구할 뿐만 아니라 지도가 가능할 수 있게 개인수련을 꾸준히 실시한다. 이런 식으로 요가를 수용하면 요가에 대한 지도자의 열정이 생생하게 유지되며 강해진다.
3. "나는 스승이 아니다."를 기억하는 것이 중요하다. 가르침의 기도를 외우고, 요가전통의 현자들을 기억하고, 자신의 가르침을 내면의 스승에게 바침으로써 불안감과 지도자 역할에서 일어날 수 잇는 과도한 에고를 줄일 수 있다.
4. 청결, 겸손, 적합한 복장은 요가지도를 보완해준다.
5. 지도 시 마음상태를 변화시키는 물질이나 약물의 사용을 금해야만 하며, 다른 때도 자제해야 한다.

지도자/회원의 관계

1. 회원과의 관계는 진실하고, 정직하며, 한결같이 하라.
2. 회원이 자신의 최고 역량으로 참여할 수 있는 분위기를 만들고, 회원 스스로 자신감을 갖게 하는 것이 좋다.
3. 수업 전후에는 회원들과 친밀하게 지내는 것이 좋지만 수업 중에는 당신은 지도자이고 당신 친구는 회원임을 명심하는 것이 좋다. 가르침에 대한 열정을 보이면서 품위있는 태도를 유지하라.
4. 지도자/회원 관계를 오용할 때 생기는 엄청난 개인적 대가를 기억하라. 개인적 이득을 위해 지도자의 역할을 이용하는 것은 지도자, 회원 모두에게 해가 된다.

---

52) 히말라야 연구소 교사연합(Himalayan Institute Teachers Association)의 하타요가 지도자 과정을 위한 자료(2001)를 조옥경과 왕인순(2006)이 『한국요가학회 창립대회 "한국요가를 진단한다"』에 발표한 "한국요가지도자의 현황과 과제"에서 제시한 자료이다.

5. 불쾌한 성적 행위를 하거나 불쾌한 언어적, 육체적 행동을 하는 것은 비윤리적 행위로 간주된다.

전문적인 목표
1. 훈련과 수련을 통해 지도할 자격이 있는 것만을 가르친다.
2. 핵심적인 가르침을 변형시키지 않는다. 수련 본연의 모습을 유지한다. 요가라는 넓은 맥락에서 이들을 어떻게 맞출 수 있는지를 배우려고 노력한다.
3. 요가를 가르칠 때 자격을 갖추지 않은 채 의학적 치료, 심리치료 및 그 외의 전문영역을 실시하지 않는다.
4. 당신의 요가경험을 심화하고 새로운 기술을 습득하기 위해서 지속적인 교육의 기회를 갖는다.
5. 다른 요가지도자나 요가시스템을 공공연하게 비방하지 않는다.

부록 2. 크리슈나마차리아 요가 만디람의 아사나 분류[53)]

아사나의 분류는 척추를 준거로 한다. 척추의 위치뿐만 아니라 각 아사나가 척추에 미치는 영향을 토대로 한다. 또한 호흡이 척추에 미치는 영향을 고려한다.

1. Samasthiti (사마스티띠) 그룹

척추의 정확한 정렬을 강조한다. 즉 이 그룹의 아사나에서는 등은 수직이다. 이 그룹의 아사나들은 주로 쁘라나야마와 명상을 위한 준비로서 좋다. 이 그룹에 속하면서 등이 수직이지 않은 아사나 이른바 사바아사나는 사마스티띠로 분류한다.

예) padmasana / savasana / sukhasana / brahmasana / siddhasana /
    vajrasana / baddhakonasana / dandasana

2. Pascimatana (파스치마따나) 그룹

몸통이 다리 쪽으로 움직일 때 파스치마따나 그룹으로 분류된다. 이들 아사나들은 날숨에 실시된다. 초점은 복부에 있다.

예) pascimatanasana, parsva uttanasana, uttanasana, utkatasana,
    adho mukha svanasana, tadaka mudra, apanasana,
    urdhva prasrta padasana, janusirsasana, upavistakonasana, navasana

3. Purvatana (뿌르바따나) 그룹

아사나 중 등이 다리로부터 아치를 이루는 아사나는 뿌르바따나로 분류된다. 이들 아사나들은 들숨 때 실시된다. 초점은 가슴/상체이다. 일이나 그릇된 자세로 인해 척추의 잘못된 위치 때문에 상체가 굽거나 웅크리는 경향이 있다. 뿌르바따나 그룹의 아사나들은 이러한 결함을 수정한다.

노트) 자세의 형태가 파스치마따나 혹은 뿌르바따나에 속하는지 애매모호할 경

---

53) T.K.V Desikachar(2008). The Viniyoga of Yoga: applying yoga for healthy living.
Krishnamacharya Yoga Mandiram.를 참조하였음.

우, 호흡이 분류를 결정한다. 만약 들숨에 그 자세를 할 경우, 그것은 뿌르바따나이며, 날숨에 실시될 경우, 파스치마타나이다. 호흡은 그러한 논쟁을 해결하는 결정적인 방법이다.

예) purvatanasana, tadasana, ardha uttanasana, ardha utkatasana,
virabhadrasana, supta baddha konasana, dvipadapitham,
bhujangasana, ardha salabhasana, salabhasana, dhanurasana,
ustrasana, cakravakasana

4. Parsva (파르스바) 그룹

척추가 측면으로(오른쪽 혹은 왼쪽이든) 기울어질 경우의 아사나는 이 그룹에 속한다. 이 그룹의 아사나들은 몸의 측면의 허약이나 경직을 해결하도록 한다. 이 그룹의 목적은 척추가 한쪽으로 기울어져 있을 경우 교정하기 위해 활용된다.

예) parsvakonasana, utthita trikonasana, utthita parsva konasana,
jathara parivrtti(parsva)

5. Parivrtti (빠리브리띠) 그룹

이 그룹에는 척추를 (주로 엉덩이에서부터) 비트는 아사나들이 속한다. 이 그룹의 아사나들의 목적은 비틀어진 몸통과 같은 결함을 교정하기 위해서이다. 초점은 복부영역이다.

예) trikonasana parivrtt, utthita trikonasana, utthita parsva konasana,
jathara parivrtti(parivrtti), jathara parivrtti(ekapada),
ardha matsyendrasana

6. Viparita (비파리따) 그룹

이 그룹의 아사나는 몸통이 거꾸로 되는 (머리가 아래로, 다리는 위로) 아사나이다.

예) sirsasana, sarvangasana, viparita karani

부록 3. 비하르 요가 아사나의 주요 특징 및 분류[54]

빠완묵따사나 Pawanmuktasana : 빠완묵따사나 그룹은 아래와 같이 3부분으로 나뉜다.

류머티스 치료 그룹 : 이 그룹의 아사나들은 신체의 관절을 풀어주고 팔다리의 에너지 순환을 돕는다.

소화를 돕는/ 복부 강화 그룹 : 이 그룹의 아사나들은 소화기관을 강화시키며, 복부 부위의 에너지 순환을 돕는다.

샥띠 반다 아사나(에너지 형성 자세) : 이 그룹의 아사나들은 신체의 에너지 흐름을 개선하고 특히 척추와 골반부위의 정체된 에너지를 순환하도록 도우며, 폐와 심장을 활성화하며, 내분비 기능을 돕는다.

눈 요가 : 시력을 좋게 하고 눈을 이완하도록 돕는 8개 동작으로 구성되어 있으며, 순서대로 수련할 것을 권한다.

이완 아사나 : 이는 몸이 피곤할 때 언제라도 실행 가능하며, 다른 요가자세를 하기 전과 하고 난 후에 실행할 수 있는 중요한 부분이다. 반듯하게 등을 바닥에 대고 눕는 송장자세와 그 이외 배를 바닥에 깔고 눕는 이완 자세들이 있다. 특히 배를 바닥에 두고 엎드린 자세들은 척추와 등 뒤 근육의 긴장, 좌골신경통 등의 어려움을 겪는 이들에게 유용하다.

명상 아사나 : 명상을 위한 요가자세의 주요 목적은 신체의 움직임과 불편함 없이 일정기간 동안 앉아서 명상을 할 수 있도록 돕는 것이다. 깊은 명상을 체험하기 위해서는 몸이 고요하고 안정되어 있어야 한다. 그렇지 않고서는 몸의 불안정한 자세로 인해 마음 또한 흩트러지기 쉽기 때문이다. 따라서 명상을 돕기 위한 요가자세들은 대부분이 몸을 고요하고 확고하게 하는데 있으며, 이는 주로 척추를 바르게 세우도록 한다.

바즈라아사나 그룹 : 이 그룹의 아사나들은 기본자세인 바즈라아사나(번개자세)에서 시작한다. 바즈라(vajra)는 번개라는 의미이며, 몸에서 성적인 에너지를 조절하는 생식-비뇨기 체제와 직접적으로 관련이 있는 주요 나디(nadi)이다. 따라

---

54) 비하르요가의 대표적인 저서 중 『아사나, 쁘라나야마, 무드라, 반다』의 내용을 토대로 하였음.

서 이 그룹의 아사나들은 성적에너지를 뇌로 전환함으로써 성적에너지의 승화와 통제를 가져오며, 영적인 에너지를 활성화시킨다. 또한 생식기와 소화기관에도 유용하며 실행하기가 쉽다.

서서하는 아사나 : 이 그룹의 아사나들은 등과 어깨, 다리 근육을 펴주고 강화 시키는 효과가 있다. 장시간 앉아서 시간을 보내는 사람들이나 등이 뻣뻣한 사 람들에게 효과적이다. 이 그룹 아사나들은 몸자세와 균형을 향상시키며 근육을 조절한다. 또한 명상 자세를 취하고 있는 동안 척추를 바르게 펴고 앉아 있을 수 있도록 사용되어진 근육을 강화시키며 산소공급과 폐활량을 증가시킨다.

빠드마아사나 그룹 : 이 그룹의 아사나들은 기본자세인 빠드마아사나(연꽃자세) 에서 시작하며, 육체와 감정, 정신적인 장애를 제거하고, 몸의 에너지센터를 일 깨우는데 도움이 된다.

후굴아사나 : 상체를 뒤로 젖히거나, 복부와 골반에 반대방향의 압력을 발생시 키는 자세로 이루어져 있다. 육체적인 차원에서 후굴자세는 복부의 근육을 뻗게 하고 척추를 통제하는 근육을 강화시키며 척추골 사이로부터 나타나는 척추신경 을 강화한다. 이 척추신경은 다른 모든 신경체제와 신체 내부기관 그리고 근육 에 에너지를 부여함으로 신체 전체에 영향을 준다. 후굴자세를 통하여 척추골의 신경근육의 불균형과 바르지 못한 자세를 수정할 수 있다. 또한 혈액순환을 도 우며 피를 맑게 하는 정화작용의 효과가 있다.
　또한 후굴자세는 심리적이고 정서적인 면과 밀접한 관련이 있다. 후굴자세를 취하는 것이 어려운 사람들은 삶을 직면하고 자신을 사랑하는데 두려워하는 경 향이 있다. 이러한 일반적인 두려움은 본능적이거나 과거의 불쾌한 경험으로부 터 비롯될 수 있으며, 이는 뇌나 신경체제를 통해 몸에 전달됨으로써 근육을 긴 장하게 만든다. 후굴자세는 그러한 신체의 딱딱한 긴장을 이완하는데 도움이 되 며 이것의 효과는 심리적 또는 정신적인 영역까지 영향을 미치며 성격을 재구성 하는데 도움이 된다.

전굴아사나 : 후굴자세가 중력과 반대되는 움직임을 통해 세상을 향해 직면하도 록 자극하고 외향화 한다면 전굴자세는 중력을 사용하여 긴장과 고통을 완화하 는 내면화과정이라 볼 수 있다. 허리가 아니라 고관절에서부터 숙이도록 하고 있다. 척추를 부드럽게 하고 척추 주위의 순환을 촉진하고 척수에 영양분을 공 급한다. 이는 뇌에 긍정적인 영향을 준다. 등의 근육을 건강하게 하고 에너지를

증가함으로써 등의 경직을 느슨하게 한다.

후굴자세가 어려운 사람들은 두려움과 관련이 있다면 전굴자세를 취하는 것이 어려운 사람들은 딱딱하고 고집이 세고 자만적인 성격과 관련이 있다. 전굴자세는 등 뒤로부터 공격을 받을지 모른다는 끊임없는 두려움으로 무의식적으로 쌓인 등의 긴장을 완화한다.

척추 비틀기 아나사 : 이 그룹의 아사나는 몸통 전체와 척추의 근육을 운동시켜서 척주를 부드럽게 하고 척수신경을 자극한다. 한쪽에서 다른 쪽으로 몸을 비틀어서 복부근육의 늘어남과 수축이 번갈아 일어나 복부근육에 강한 영향을 미친다. 배꼽 부위 사마나 에너지 흐름을 강화하여 췌장, 신장, 위, 작은창자, 간 등의 기관에도 영향을 준다. 마니뿌라 차크라를 활성화하며 전체적으로 활력을 준다. 심리적인 측면에서 볼 때 비틀기 자세들은 삶의 문제를 다루는 수단을 나타낸다. 즉 삶의 많은 복잡한 매듭들을 풀 수 있도록 고무한다.

거꾸로 하는 아사나 : 거꾸로 서기 요가자세들은 몸의 중력이 발 대신 머리로 실리게 하는 자세들이다. 이 그룹 아사나들은 뇌에 충분한 혈액공급을 촉진하고, 뉴런에 영양을 공급하고 독소를 제거한다. 하지와 복부에 축적된 혈액과 림프액은 심장으로 되돌아와서, 폐에서 순환되고 정화되어 전신으로 재순환된다. 이 자세들은 호흡과정을 느리고 깊게 이끌며, 산소공급을 원활하게 하고 이산화탄소를 충분히 배출하게 함으로써 바른 호흡조절을 이끈다. 전통적으로 이 자세들은 성적에너지를 영적에너지로 전환하고 승화하는데 사용되어왔다.

심리적인 측면에서 볼 때 이 자세들은 낡고 오래된 행동 패턴에 새로운 빛을 투입하는 것과 같다. 이 자세들은 일반적으로 건강을 향상시키고, 불안과 스트레스를 감소시키며, 자기 확신감을 증가시킨다. 또한 정신력과 집중력을 강화하며, 과로하지 않고 많은 작업량을 해낼 수 있는 능력을 증가한다.

균형아사나 : 균형 요가자세들은 무의식인 신체의 움직임을 고요하게 함으로써 몸의 평형을 유지하게 한다. 신체가 움직일 때 균형을 이루게 함으로써, 에너지를 유지하고 동작의 유연성과 우아함을 간직할 수 있다. 몸의 균형을 유지함으로써 마음의 평형을 유지하며, 삶에 대한 보다 성숙한 관점을 발달시킨다. 또한 이 자세들을 실행하기 위해 시선의 한군데 두는 초점은 집중력을 발달시키고 정서적, 심리적, 정신적인 조화를 꾀한다. 또한 신경체제의 조화를 가져오며 스트레스와 불안을 감소하기 위한 유용한 요가자세들이다.

부록 4. 아헹가 요가 아사나의 주요 분류[55]

서서하는 아사나
타다아사나
우티타 트리코나아사나
비라바드라아사나 I, II
우티타 파르스바코나아사나
파르스보타나아사나
아도무카 스바나아사나
우타나아사나

앉아서 하는 아사나
단다아사나
비라아사나
받다코나아사나

앞으로 굽히는 아사나(전굴)
자누 시르사아사나
트리앙가 무카이카파다 파스치모타나아사나
파스치모타나아사나

비틀기 자세
비라드바자아사나
마리챠아사나

거꾸로 하는 아사나
살람바 시르사아사나
살람바 사르반가아사나
할라아사나

---

55) B.K.S. 아헹가(2011). 『아헹가 요가 :몸과 영혼의 해탈에 이르는 길』. 현천 역, 도서출판 禪요
가.

뒤로 굽히는 아사나

우스트라아사나

우르드바 다누라아사나

누워서하는 아사나

숩타 비라아사나

사바아사나

부록 5. 아사나 용어[56]

A

아도 무카 스바나아사나(Adho Mukha Svanasana) – 얼굴을 아래로 향한 개
　　자세 / *얼굴을 아래로 한 개 자세로 뻗기*

아도 무카 브륵샤아사나(Adho Mukha Vrksasana) – 손으로 서기 (또는 아래로
　　향한 나무)

아도무카 비라아사나 – *얼굴을 아래로 한 영웅자세*

아도무카 파스치모타나아사나 – *얼굴을 아래로 하여 등을 강하게 뻗기*

아카르나 다누라아사나(Akarna Dhanurasana) – 귀에 닿는 활 자세

아난타아사나(Anantasana) – 누워있는 뱀 자세

아르다 받다 파드마 파스치모타나아사나(Ardha Baddha Padma
　　Paschimottanasana) – 반 연꽃자세에서 앞으로 굽히는 자세 또한 ABP로
　　불린다

아르다 찬드라아사나(Ardha Chandrasana) – 반달 자세

아르다 마첸드라아사나(Ardha Matsyendrasana) – 반쯤 비튼 마첸드라 자세(또
　　는 반쯤 비튼 물고기 자세)

아르다 나바아사나(Ardha Navasana) – 반 보트 자세

B

받다 코나아사나(Baddha Konasana) – 묶인 각도로 앉은 자세 / *고정된 각도*
　　자세

바카아사나(Bakasana) – 두루미 자세

바라드바자아사나(Bharadvajasana) – 바라드바자라는 현인의 자세, 다리를 옆
으로 모아 앉아서 비튼 자세/ *척주 옆면 비틀기*

베카아사나(Bhekasana) – 개구리 자세

부장가아사나(Bhujangasana) – 완전한 코브라 자세

C

차투랑가 단다아사나(Chaturanga Dandasana) – 널빤지 자세

---

56) David Frawley & Sandra Sumerfield Kozak, (2009), 『당신을 위한 맞춤요가』. (곽미자 역)의 부록에 게
　　재된 것을 토대로 하였으며, 이탤릭체로 표기된 것은 『아헹가행법요가』 (현천 역)의 용어를 참조하였음.

D

단다아사나(Dandasana) – 막대기 자세 / *지팡이 자세*

다누라아사나(Dhanurasana) – 활 자세

데파다 피담(Depada Pidam) – 다리(bridge) 자세

드위 파다 비파리타 단다아사나(Dwi Pada Viparita Dandasana) – 거꾸로 선
    아치 자세

E

에카 파다 라자카포타아사나(Eka Pada Rajakapotasana) – 비둘기 자세

에카 파다 사르반가아사나(Eka Pada Sarvangasana) – 어깨로 서기에서 한쪽
    다리 뻗은 자세

에카 파다 우르드바 다누라아사나(Eka Pada Urdhva Dhanurasana) – 위를 향
    한 활 자세에서 한쪽 다리를 올린 자세

에카 파다 시르사아사나(Eka Pada Sirsasana) – 머리로 서기에서 한쪽 다리를
    내리는 자세

에카 파다 비파리타 단다아사나(Eka Pada Viparita Dandasana) – 거꾸로 선
    아치 자세에서 한쪽 다리를 올린 자세

H

할라아사나(Halasana) – 쟁기 자세

하누만아사나 (Hanmanasana) – 다리 벌려 기도하는 자세, 또한 하누만의 자세
    로 알려져 있다

하스타 파당구쉬타아사나(Hasta Padangusthasana) – 손과 발을 뻗은 자세

J

자누 시르사아사나(Janu Sirsasana) – 머리를 무릎에 두는 자세 / *무릎 위에*
    머리를 두는 자세

자타라 파리바르타나아사나(Jathara Parivartanasana) – 누워서 복부를 비트는
    자세

K

칸다아사나(Kandasana) – 매듭 자세

카르나피다아사나(Karnapidasana) – 무릎이 귀에 닿는 자세

쿠르마아사나(Kurmasana) – 거북이 자세

M

마카라아사나(Makarasana) – 메뚜기 변형자세

말라아사나(Malasana) – 화환 자세

마리챠아사나(Marichyasana) – 현인 마리치 비틀기 자세 / *몸통과 다리 뻗기
자세*

N

나타라자아사나(Natarajasana) – 춤추는 쉬바의 자세

나바아사나(Navasana) – 보트 자세

니라람바 부장가아사나(Niralamba Bhujangasana) – 지탱하지 않은 코브라자세

니라람바 사르반가아사나(Niralamba Sarvangasana) – 지탱하지 않은 어깨로
서기 자세

P

파다하스타아사나(Padahastasana) – 손을 발아래에 두는 자세

파당구쉬타아사나(Padangusthasana) – 엄지발가락 잡기 자세

파드마 마유라아사나(Padma Mayurasana) – 공작 자세에서 하는 연꽃 자세

파드마아사나(Padmasana) – 연꽃 자세

파도타나아사나(Padottanasana) – 다리를 벌려 앞으로 구부리기 자세

파리푸르나 마첸드라아사나(Pariurna Matsyendrasana) – 완전히 비튼 마첸드
라 자세

파리푸르나 나바아사나 – *완전한 배 자세*

파리브리타 아르다 찬드라아사나(Parivrtta Ardha Chandrasana) – 회전시킨
반달 자세

파리브리타 자누 시르사아사나(Parivrtta Janu Sirsasana) – 몸통을 회전시켜
머리를 무릎에 두는 자세

파리브리타 파르스바코나아사나(Parivrtta Parsvakonasana) – 회전하여 측면을
뻗는 삼각 자세

파리브리타 트리코나아사나(Parivrtta Trikonasana) – 회전시킨 삼각 자세

파리브리타이카파다 시르사아사나(Parivrttaikapada Sirsasana) – 머리로 서기
에서 다리를 교차시켜 회전하는 자세

바르스바 비라아사나 – *영웅 자세에서 옆구리 비틀기*

파르스바 에카 파다 시르사아사나(Parsva Eka Pada Sirsasana) – 머리로 서기

에서 한쪽 다리를 옆으로 내리는 자세

파르스바 할라아사나(Parsva Halasana) - 옆으로 된 쟁기 자세

파르스바 사르반가아사나(Parsva Sarvangasana) - 옆으로 된 어깨로 서기 자세

파르스바 시르사아사나(Parsva Sirsasana) - 머리로 서기에서 다리를 회전하는
　　자세

파르스바 우파비스타 코나아사나(Parsva Upavistha Konasana) - 뻗은 한쪽
　　다리 위로 굽히는 자세

파르스바 우르드바 파드마아사나(Parsva Urdhva Padmasana) - 머리로 서기에
　　서 옆으로 비튼 연꽃자세

파르스바 우르드바 파드마아사나 사르반가아사나(Parsva Urdhva Padmasana
　　Sarvangasana) - 어깨로 서기에서 옆으로 비튼 연꽃자세

파르스바이카파다 사르반가아사나(Parsvaikapada Sarvangasana) - 어깨로 서
　　기에서 한쪽 다리를 옆으로 내리는 자세

파르스바코나아사나(Parsvakonasana) - 측면을 뻗는 삼각 자세

파르스보타나아사나(Parsvottanasana) - 강하게 측면을 늘이는 자세 / *몸통 강
　　하게 뻗기*

파르바타아사나(Parvatasana) - 연꽃 자세에서 팔을 위로 뻗기

파사아사나(Pasasana) - 올가미 자세

파스치모타나아사나(Paschimottanasana) - 완전히 앞으로 굽히는 자세, 또한
　　허리를 강하게 스트레칭한 자세라고도 한다. / *등을 강하게 뻗기*

핀차 마유라아사나(Pincha Mayurasana) - 팔로 서기 자세

핀다사나 사르반가아사나(Pindasana Sarvangasana) - 어깨로 서기 자세에서의
　　태아 자세

푸르보타나아사나(Purvottanasana) - 강하게 앞으로 확장하는 자세

프라사리타 파도타나아사나 - *다리를 강하게 뻗기*

S

살라바아사나(Salabhasana) - 메뚜기 자세

사르반가아사나(Sarvangasana)[57] - 어깨로 서기 자세

사바아사나(Savasana) - 송장 자세

세투 반다 사르반가아사나(Setu Bandha Sarvangasana) - 어깨로 서기 자세에
　　서 하는 다리 자세 / *다리 자세*

싯다아사나(Siddhasana) - 완전한 앉은 자세

---

57) 아헹가 요가에서는 살람바 사르반가아사나(Salamba Sarvangasana)로 불린다.

시르사아사나(Sirsasana)[58] - 머리로 서기 자세

수카아사나(Sukhasana) - 쉬운 앉은 자세

숩타 코나아사나 사르반가아사나(Supta Konasana Sarvangasana) - 어깨로 서 기에서 다리 벌린 자세

숩타 쿠르마아사나(Supta Kurmasana) - 누운 거북이 자세

숩타 파당구쉬타아사나(Supta Padangusthasana) - 누워서 다리 하나를 들어 올리는 자세 / *누워서 다리, 발, 발가락 뻗기*

숩타 비라아사나(Supta Virasana) - 누운 영웅 자세

숩타 받다코나아사나 - *누워서 행하는 고정된 각도 자세*

숩타 비라아사나 - *누운 영웅 자세*

수리야 나마스카르(Surya Namaskar) - 태양 경배 자세

T

타다아사나(Tadasana) - 산 자세

타다아사나 고무카아사나 - *암소 얼굴 모습으로 손을 잡은 산 자세*

타다아사나 사마스티티 - *안정되고 굳건한 산 자세*

타다아사나 우르드바 바당굴리아사나 - *손가락을 깍지 낀 산 자세*

타다아사나 우르드바 하스타아사나 - *팔을 위로 쭉 뻗은 산 자세*

타다아사나 파스치마 받다 하스타아사나 - *등 뒤에서 팔짱을 낀 산 자세*

타다아사나 파스치마 나마스카아사나 - *등 뒤에서 손을 맞붙인 산 자세*

톨라아사나(Tolasana) - 연꽃 자세에서 균형 잡는 저울 자세

트리앙 무카이카파다 파스치모타나아사나(Triang Mukhaikapada Paschimottanasana) - 몸의 세 부분을 이용한 등 뻗기 자세(TMP라고도 불린다) / *몸의 세 부분 뻗기*

트리코나아사나(Trikonasana) - 삼각 자세

U

우바야 파당구쉬타아사나(Ubhya Padangusthasana) - 엄지발가락으로 발의 균 형을 잡는 자세

우파비스타 코나아사나(Upavistha Konasana) - 다리를 벌려 앞으로 굽히는 자 세 / *넓은 각도로 앉는 자세*

우르드바 다누라아사나(Urdhva Dhanurasana) - 위를 향한 활 자세/ 활자세

우르드바 무카 자누 시르사아사나 - *무릎을 굽히고 얼굴을 위로 향하게 하는 자*

---

58) 아헹가 요가에서는 살람바 시르사아사나(Salamba Sirsasana)로 불린다.

세

시르사아사나에서의 우르드바 코나아사나(Urdhva Konasana in Sirsasana) –
　머리로 서기 자세에서 위로 향한 각도 자세

우르드바 무카 파스치모타나아사나(Urdhva Mukha Paschimottanasana) – 얼
　굴을 위로 향한 앞으로 굽히기 자세

우르드바 무카 스바나아사나(Urdhva Mukha Svanasana) – 얼굴을 위로 향한
　개 자세

우르드바 프라사리타 에카파다아사나(Urdhva Prasarita Ekapadasana) – 다리
　를 위로 들고 앞으로 굽히는 자세

우르드바 프라사리타 파다아사나(Urdhva Prasarita Padasana) – 위로 발을 뻗
　은 자세

웃카타아사나(Utkatasana) – 강한 의자 자세

우타나 파다아사나(Uttana Padasana) – 정수리와 엉덩이를 바닥에 두고 다리
　를 뻗는 자세

우타나아사나(Uttanasana) – 강한 확장 자세 / *강하게 앞으로 뻗기*

우티타 마리챠아사나 – *몸통과 다리 강하게 뻗기*

우티타 트리코나아사나 (Utthita Trikonasana) – 쭉 뻗은 삼각형 자세

우티나 파르스바코나아사나(Utthita Parsvakonasana) –측면을 확장시켜 뻗기

우스트라아사나(Ustrasana) – *낙타자세*

V

바시스타아사나(Vasisthasana) – 널빤지 측면자세

비파리타 카라니(Viparita Karani) – 특별한 역행자세 / *거꾸로 뒤집힌 자세*

비라바드라아사나(Virabhadrasana) – 전사 자세

비라아사나(Virasana) – 영웅 자세

비스바미트라아사나 또는 아르다 받다 바시스타아사나(Visvamitrasana or
Ardha Baddha Vasisthasana) – 몸의 측면을 반쯤 묶은 널빤지 자세

브륵샤아사나(Vrksasana) – 나무 자세

브르치카아사나(Vrschikasana) – 전갈 자세

Y

요가 무드라아사나(Yoga Mudrasana) – 요가의 봉인 자세

요가 니드라아사나(Yoga Nidrasana) – 요가의 잠 자세

부록 6. 요가지도안 [59]

발표자: ㅇ ㅇ ㅇ 발표일: 2009. 0. 0

▶대상(회원특징): 처음 온 사람부터 6개월 정도 한 사람이 섞여있다.
▶프로그램 시간: 60분
▶수업목표: 스와디스타나 차크라를 느끼고 바라본다.
▶수업준비: 매트정리(3줄 가로), 수업환경 조성, 음악(고요하고 부드러운 음악)
▶수업준비물: 블럭, 아이필로우, 벨트, 띵샤, 표정관리

I. 도입(5분)

① 명상: 2분 동안(처음 온 사람을 위해 명상자세와 의식을 집중할 곳을 안내
    한다)
② 인사: 합장하고 "반갑습니다."
③ 수업주제: 눈에 보이지 않는 에너지 바퀴인 차크라. 하지만 신체에서 척수신
    경이 차크라 표현에 가장 근접한다. 7차크라 중 스와디스타나 차크라는 아
    래에서 2번째, 꼬리뼈와 허리아래 천골에 있는 부위이며 생식과 배설과 관
    련이 있다. "오늘 꼬리뼈라는 말을 많이 할꺼예요. 스와디스타나 차크라를
    느껴보세요."

II. 전개(52분)

▶그룹순서: 바즈라사나 (후굴, 비틀기)→ 쁘라람빅 스티띠(전굴) → 수리야 나
        마스까라사나 → 타다사나 → 사바사나(역자세)
▶호흡: 자연호흡

---

59) 춘해보건대학교 요가과 학생이 요가지도실습 시간에 발표한 자료로서, 1회 1시간 기준임.

No	아사나	그룹	중요 포인트	자각 포인트	유의점	효과	횟 수	시 간	기타
1	빠완묵타 사나		호흡에 따라 각 관절의 감각 느끼기	발가락, 발목, 무릎, 고관절	긴장을 풀고 천천히 움직인다. 숙련자는 눈을 감고 느껴본다.	모든 관절을 열어주고 몸의 근육을 이완한다. 몸과 마음의 에너지 흐름의 방해물을 제거한다.		5″	
2	마르자리 아사나와 변형	바즈라 사나	①호흡따라 척추굴곡② 척추비틀림, 어깨가 가는곳 까지③균형 ④물라반다	척추굴곡 의 움직임, 스와디스 타나	팔을 펴고 팔과 다리가 바닥과 수직. 변형에선 엉덩이 고정. 다른 변형에선 골반이 비뚤어지지 않게.	척추유연성 향성, 월경불순과 백대하 완화, 월경기간 중 월경통 제거	3 변1	4″	
3	뱌그라사 나		호흡따라 동작에	스와디스 타나	바닥에 발끝이 닿지 않게	등을 부드럽게 하고 척수신경 정상화, 좌골신경을 이완, 여성생식기관 정상화	5	2″	
4	우쉬뜨라 사나→샤상 까사나		초보자는 허리에 손을 올리고 숙련자는 발끝을 잡는다.	스와디스 타나	목과 어깨에 힘을 뺀다. 허리를 꺽기 보다 허벅지를 앞으로 밀고 꼬리뼈를 내린다.(엉덩이에 힘) 심한 허리질환자는 피한다.	위와 장을 늘리고 변비완화, 굽은 등·등의 통증완화, 목 앞부분(갑상선)정 상화	1	1″ 30‴	
5	쁘라나마 사나→샤상		초보자는 손을 바닥,	정수리, 스와디스	머리 천천히 굴리기.	머리 쪽 혈액공급 증가, 역자세	1	1″	

	까사나		숙련자는 종아리 아래	타나	되도록이면 허벅지 수직하면서 엉덩이 높이. 현기증·약한 목·고혈압이 있는 사람은 피한다.	준비, 천식에 효과적(폐와 가슴의 배출활동 촉진, 공기통로를 연다.)			
6	샤샹끄 부장가사나→샤샹까사나		천천히 움직이는 동작	스와디스타나	팔의 힘으로 턱과 가슴을 쓸면서 앞으로. 목과 어깨가 멀어지게. 허리보다는 꼬리뼈(엉덩이에 힘이 모이게)	여성생식기관 정상화, 간·신장·다른 내장기관 기능 정상화, 등의 경직을 덜어준다.	느2빠4	3″	
7	빠스치모 따나사나	쁘라람 빅 스티띠	초보자는 짧게(벨트사용) 한번더 숙련자는 더 유지. 목부터 발끝까지 늘어나는 것에. 호흡에.	스와디스타나	고관절부터 내려간다. 어깨긴장 내려놓기. 추간판 탈출증·좌골신경통 환자는 피한다.	슬와근을 늘이고 고관절 유연성증가, 복부전체와 골반부위 정상화, 척추신경과 근육의 순환을 자극	2	2″	벨트
8	웃바야 파당구스 타사나		메루단다사나와 동일	스와디스타나	메루단다사나와 동일	메루단다사나와 동일	1	1″30‴	
9	메루단다 사나		균형유지. 꼬리뼈	스와디스타나	가능한 다리를 넓게, 고혈압, 심장병, 추간판 탈출증, 좌골신경통 환자는 피한다.	간 기능 정상화, 복부근육 강화, 내장 연동운동 활성화, 변비 완화, 교감과 부교감 신경	1	1″30‴	

						정상화, 등 근육을 강화		
10	나바사나		메루단다사나와 동일	스와디스타나	메루단다사나와 동일	메루단다사나와 동일	1	1″30‴	
11	수리야 나마스까라사나	전통 아헹가	부드러운 움직임에. 호흡에.	호흡과 동작의 하나됨에.	고혈압과 관상동맥질환자, 심장·혈관계에 과도한 자극이나 손상으로 뇌졸중을 겪고 있는 사람, 탈장이나 장결핵인 경우는 피한다.	몸 전체 시스템을 자극하고 조화, 송과선과 시상하부에 영향, 자각을 증가 시키고 건강과 행복을 주는 이상적 수련.	4씩	6″	
12	사바사나		이완		처음 수련자를 위해 자세안내(불편하면 머리뒤에 얇은 천을 놓아도 됨)	몸이 완전히 이완되었을 때 마음의 자각능력은 증가되고, 제감을 발달시킨다.		1″30‴	
13	사르방가 사나		초보자는 비빠리타 까라니. 호흡에.	비슷디	팔꿈치가 너무 벌어지지 않게. 갑상선·간·비장 비대증, 경부척추염, 추간판 탈출증, 고혈압, 심장질환, 눈의 약한 혈관, 혈전증, 탁한 혈액 등이 있는 사람은 피한다. 월경중이거나 임신중인 사람도 피한다.	갑상선 자극, 모든 기계의 균형, 마음 진정, 항문근육의 압력을 풀어주고 치질와화, 얼굴 질병 완화.	1	1″30‴	
14	할라사나		초보자는 블럭을	마니뿌라, 비슷디	뼈 마디마디 내려오기. 탈장,	소화기관 정상화, 면역력 증가,	1	1″	블럭

		받친다. 복부에. 호흡에.		추간판 탈출증, 좌골 신경통, 고혈압, 목에 관절염이 있는 사람은 피한다.	전신 혈액순환 증가.		30‴	
15	세뚜반다 사나	꼬리뼈에. 호흡에. 늘어난 복부에.	스와디스 타나	허리의 충분한 휴식 필요. 허리 질환이 심한 사람은 피한다.	변비완화, 소화기관 정상화.	2	4″	블럭
16	숩타 빠완묵타 사나	복부의 압박에. 척추가 늘어나는데.		고혈압, 좌골신경통, 추간판 탈출증 환자는 피한다.	허리 근육 강화, 척추 뼈를 느슨하게, 가스제거와 변비에 효과적, 골반근육과 생식기관 마사지.	1	1″	
17	사바사나	이완	호흡, 상칼파, 신체순환	편안하게 목소리 따라가기			8″ 30‴	아이 필로 우

Ⅲ. 마무리(3분)

① 의식 깨우기, 온몸 문지르기(몸에게 감사하는 마음으로)
② "사랑합니다, 감사합니다." 명상.

부록 7. 요가지도 후 피드백 성찰노트 [60)]

I. 요가 지도안

1. 도입

인사	소개 (강사 소개, 오늘 수업 스타일 설명)
명상	호흡에 집중, 복식호흡 (복부의 움직임 알아차리기) 상칼파 제시 (자신이 요가를 하러 온 목적과 비전을 생각해 본다)

2. 전개

프로그램 내용	횟수	주의사항
빠완묵타사나: 목 풀기 및 어깨 풀기		
비라사나 (+기울기 + 비틀기)	1	무릎 아픈 사람 블록 사용.
파르바타	1	
우스트라 예비	2	허리 아픈 사람 발끝 세우기.
발라사나	1	엉덩이를 뒷꿈치 쪽으로.
아도무카스바나	1	허리 늘이기.
우르드바무카스바나	1	하체 힘, 가슴 열기, 손위치
아헹가 수리야나마스까라	2	호흡, 시선
브륵샤 아사나	1	시선, 초보자의 발위치
트리코나 아사나	2	골반의 균형
우타나	1	엉덩이 위치, 상체의 이완
비라바드라 Ⅱ	1	다리와 골반, 몸통 정렬
파르스바코나 아사나	2	몸통 정렬, 팔위치, 다리균형
파도타나 C	1	엉덩이 위치, 상체 이완
단다 아사나 (호흡 5번)	1	등이 굽으면 무릎 살짝 접기
자누시르사 아사나	1	등펴기, 손의 위치, 측면 같게
받다코나 아사나	1	팔꿈치로 무릎내리기, 등펴기

---

60) 춘해보건대학교 요가과 학생이 요가지도실습 시간에 발표한 후 자기성찰을 위한 자료로서, 발표
수업이 끝난 후 회원으로부터 들었던 피드백을 정리한 것이다. 어느 수업이든 완벽한 것은 없으므
로 단지 참조하십시오.

고무카 아사나	1	엉덩이 고루 바닥	
아르다 마첸드라 아사나	1	단계별 팔 모양, 엉덩이 바닥	
파스치모타나 아사나	1	힘든 사람 무릎 구부리기	
숩타 빠완묵타	1	어깨 힘 풀기, 무릎 바르게	
할라 아사나 - 사르반가 아사나	1	목, 허리 아픈 사람 유의	
마츠이 아사나	1	머리에 체중 실지 않기	

3. 마무리

이완	사와사나
명상	수련 후 자신의 몸과 마음 바라보기. 호흡으로 긴장을 풀며 한 번 더 이완하기. 파밍 + 몸 쓰다듬기
인사	자비관

Ⅱ. 지도 분석

항목	좋은 점	보완해야 할 점
1. 전문 지식	- 비라사나가 잘 안 되는 사람에게 블록을 사용하도록 한 것이 좋았다. - 완성자세가 안 되는 사람을 위해 선택사항을 준 것이 좋았다.	-기울기 중간에 전굴을 넣으면 골반의 힘과 움직임의 흐름이 끊기며 효과를 충분히 체득하기 힘들다. (트리코나 후 우타나 빼기) - 비라바드라 Ⅱ는 파르스바코나의 예비 동작이 될 수 없다. - (오른쪽) 트리코나시 왼 골반을 뒤로 열라는 표현보다 오른쪽 엉덩이를 안으로 넣으라는 표현이 더 쉽고 적절할 것이다. 또한 척추를 바르게 펴야 한다는 멘트가 들어가야 한다. 골반 정렬 후

		기울였을 때 손의 위치는 사람마다 다르기 때문에 무릎 위라고 꼭 짚어주지 않는다.
		- 효과에 대한 설명이 부족했다.
		- 동작의 유지 시간이 짧다.
		- 음악과 프로그램이 맞지 않았다
		- 짧은 시간에 목적과 비전을 끌어내는 건 힘들다. 차라리 선생님이 직접 제시해주는 것이 괜찮다.
		- 유지 시간에 호흡 멘트가 빠졌다.
		- 프로그램 중에 비틀기가 많이 부족했다.
		- 파르스바코나시 펴진 다리에 힘을 너무 줘서 무릎이 아픈 사람도 있었다. 이럴 땐 두 다리에 고루 체중을 실으라는 멘트가 중요하다.
		-파도타나 역시 마찬가지로 무릎이 아픈 사람이 있었다. 그런 사람은 무릎을 살짝 구부리라는 안내 멘트도 필요하다.
2. 강의 기술	- 목소리가 차분하고 듣기에 편안하다. -수업의 흐름은 특별히 끊기는 부분이 없이 흘러간 편이다.	- 시간에 쫓기는 듯 했다. - 이완 시간이 부족했다. - 수업 중 개인적인 친분으로 반말을 하는 것은 안 된다(공. 사 구별).

Ⅲ. 종합

1. 자신이 보다 중점적으로 보완해야 하는 것은?

- 동작마다 호흡과 시선, 횟수의 멘트가 부족하고 시간의 분배가 적절하지 않아 설명도 빠르고 동작 유지 시간이 짧으며 이완이 부족했던 것 같다.
- 동작의 설명 시 깔끔한 멘트가 필요하며, 반대쪽 할 때 설명이 들어가는 경우가 많으므로 처음 들어갈 때 설명하는 것이 필요하다.

- 또한 동작의 동기부여를 위해 효과 설명이 필요하며, 주의사항을 항상 숙지하여 설명해야 한다.

2. 어떻게 보완할 수 있는가?

- 기본적인 티칭법을 다시 점검해봐야 할 것 같다. 우선 자신의 티칭 내용을 녹화하거나 녹음해서 들어보고 동작에 대한 멘트를 다시 정리해보는 것이 필요하다.
- 동작이 시작되고 유지되고 마무리 될 때의 호흡과 동작의 효과와 주의 사항에 대한 정리도 필요하다.
- 끊임없는 수련을 통해서 스스로 체험해보고, 느낌을 일지로 써보는 것이 중요할 것 같다.
- 티칭 일지의 정리가 필요하다. 매일 수업 전에 티칭 내용과 그날의 수업 컨셉이나 동작 멘트 등을 조금씩 정리하긴 하지만 그것을 총체적으로 정리하는 시간이 필요한 것 같다. 이제껏 해왔던 수업의 방법과 흐름을 다시 한 번 되돌아보고 점검할 시간이 필요한 것이다.

3. 구체적인 보완 방법 중 실천하고자 하는 것은?

- 강사로서 자신의 티칭을 피드백하고 점검하는 것은 매우 중요한 일인 것 같다. 위의 세 가지 방법은 꼭 실천하고자 한다.

우선, 수련을 통해 체험일지를 쓰고, 티칭 일지를 쓰는 것을 젤 우선으로 진행하고, 한 달에 2~3회는 녹음을 하거나 녹화해서 점검을 할 것이다. 또한 멘트 정리와 동작의 효과, 주의사항도 시간이 가장 많이 남는 주말을 이용해 계속 정리해야 할 것이다.

참고문헌

강창원(2009). 요가지도사의 교수기법. 요가저널릴라 Lila. 겨울호, 통권 제21호. pp.26-29.

고두현(2007). 시 읽는 CEO, 21세기북스.

고영인(2001). 상담연습 워크북. 도서출판 문음사.

곽미자(2010). 춘해보건대학 논문집 제23집. '쿤달리니 각성과 영적 위기'.

자예스와리, 티나 박(2007). 빈야사 요가: 움직이는 명상. 웅진리빙하우스

조벽(2008). 조벽 교수의 명강의 노하우 & 노와이. 해냄

조벽(2008). 나는 대한민국의 교사다. 해냄.

조옥경과 왕인순(2006). 한국요가지도자의 현황과 과제 -수도권 지역을 중심으로-. 한국요가학회 창립대회 자료집. 한국요가학회. pp.19-38.

A.G.Mohan(1993). *Yoga for Body, Breath, and Mind : A Guide to Personal Reintegration*. Sri satguru Publications.

Anderson, S. & Sovik, R.(2006). 요가, 첫걸음. (조옥경과 김채희 역). 학지사. (원서출판 2000).

B.K.S. Iyengar & Geeta S. Iyengar. (2003). *Basic Guidelines for Teachers of Yoga*. India Pune: Highflown advertising.

B.K.S Iyengar(2011). 아헹가 요가. (현천 역). 도서출판 禪요가. (원서출판 2001)

David Frawley & Sandra Sumerfield Kozak,(2009). 당신을 위한 맞춤요가, (곽미자 역). 슈리 크리슈나다스 아쉬람. (원서출판 2001).

David Frawley(2007). 요가와 아유르베다, (김병채, 정미숙 역). 슈리 크리슈나다스 아쉬람.

Gary Kraftsow(2011). 웰니스를 위한 비니요가, (조옥경 역). 학지사.

Krishna Raman(2003). *Yoga & Medical Science:FAQ*. India, Madras: EastWest Books Pvt. Ltd.

Martin .E.P. Seligman(2011). 플로리시. (우문식, 윤상운 역). 도서출판 물푸레.(원서출판 2011)

Mark Stephens(2011). 요가지도법:기본 원리와 지도 기술. (정연옥 외 역). 영문출판사. (원서출판 2010).

M.L.Gharote & S.K. Ganguly(1988). *Teaching methods for yogic practices*. India, Lovavla: Kaivalyadhama.

Swami Satyananda Saraswati(2009). *A Systematic Course in the Ancient Tantric Techniques of Yoga and Kriya*. India, Bihar: Yoga Publications

Trust. (First edition 1981)

Swami Satyananda Saraswati(2007). 아사나 쁘라나야마 무드라 반다. (한국요가출판사 출판위원회 역). 한국요가출판사.

Swami Vishnudevananda(2003). 요가. 박지명, 이의영 공역. 하남출판사.

Silva, Mira & Shyam Mehta(2006). 아헹가 행법 요가, (현천 역). 도서출판 禪요가. (원서출판 1990)

Stephanie Ann Pappas(2009). 아사나 교정. 보조 매뉴얼, (김재민 역). 도서출판 여래.

TKV Desikachar, Kausthub Desikahar & Frans Moors(2008). *The Viniyoga of Yoga, applying yoga for healthy living*. Krishnamacharya yoga mandiram.

T.K.V Desikachar(2008). *The Heart of Yoga*. Inner Traditions International.

다음 까페 '아름다운 요가동호회'
다음 까페 '요가 아쉬람'

요가지도사의 길

더 많은 사람들이
요가를 즐기도록 돕는 일,

더 많은 사람들이
요가를 사랑하도록 돕는 일,

더 많은 사람들이
요가의 에센스를 배우도록 돕는 일,

더 많은 사람들이
요가를 통해 건강해지도록 돕는 일,

더 많은 사람들이
요가의 기쁨을 느끼도록 돕는 일,

이것이
21세기 건강문화를 위해
요가지도사로서
하고 싶은 일입니다.

요가교수법
Teaching Yoga

2013년 8월 29일 1판 1쇄 인쇄
2013년 8월 30일 1판 1쇄 발행
2014년 9월 01일 2판 1쇄 인쇄

지은이 . 곽 미 자
감　수 . 김 성 홍
펴낸곳 . 한국요가출판사
인　쇄 . 한국요가출판사

I S B N 　 978-89-960355-7-2 (03510)

정　가 . 15,000원
문　의 . (061)862-4563 / 이메일 . satyananda053@gmail.com
저자와의 협약으로 인지를 생략합니다.